三甲医院妇产科专家集数十年临床工作经验倾情奉献

合理饮食 吃出好孕

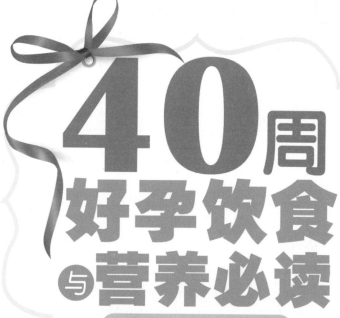

40周好孕饮食与营养必读

张卓梅 姜淑芳 编著

中国妇女出版社

图书在版编目（CIP）数据

40 周好孕饮食与营养必读 / 张卓梅，姜淑芳编著.
— 北京：中国妇女出版社，2014.5
ISBN 978-7-5127-0800-6

Ⅰ．①4… Ⅱ．①张… ②姜… Ⅲ．①孕妇－营养卫生
－基本知识 Ⅳ．① R153.1

中国版本图书馆 CIP 数据核字（2014）第 266175 号

40 周好孕饮食与营养必读

作　　者：	张卓梅　姜淑芳　编著	
责任编辑：	杨晓璐　晓　春	
装帧设计：	知天下	
责任印制：	王卫东	
出版发行：	中国妇女出版社	
地　　址：	北京市东城区史家胡同甲 24 号　　邮政编码：100010	
电　　话：	（010）65133160（发行部）　　　65133161（邮购）	
网　　址：	www.womenbooks.com.cn	
经　　销：	各地新华书店	
印　　刷：	深圳市彩之欣印刷有限公司	
开　　本：	170×240　　1/16	
印　　张：	17	
字　　数：	256 千字	
版　　次：	2014 年 5 月第 1 版	
印　　次：	2014 年 5 月第 1 次	
书　　号：	ISBN 978-7-5127-0800-6	
定　　价：	49.80 元	

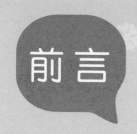

前言

怀孕了，吃什么，怎么吃，想必是困扰大多数准妈妈的难题。伴随着孕期起起落落的情绪，准妈妈的口味也会发生波动性变化。有的准妈妈变得爱吃起来，有的准妈妈会受孕吐的影响而吃不下任何东西，有的准妈妈会变得很挑食、口味很奇怪……面对准妈妈饮食上的种种变化，往往会让照顾准妈妈的身边人很着急，毕竟准妈妈不是一个人了，而是需要一个人吃、两个人补了。改善准妈妈饮食，让准妈妈吃好、喝好、心情好就成为孕妇之家的头等大事！

孕期的 40 周里，每一周准妈妈和胎宝宝都有新变化，每一个阶段都有新的营养需求，都需要准妈妈试着去适应去改变。本书以"爱"为主题，一家三口跟着准妈妈的感觉走，在"爱的指南针"下对号入座，家中的每一个人都会得到一个爱的指引，整个孕期都会随之变得有条有理，孕期饮食生活也会变得营养满满、爱意满满。

本书细致入微，通俗易懂。每一周里，不仅提醒准妈妈养成良好的饮食习惯，而且还指出了孕期营养原则、营养需求和饮食宜忌，同时进一步告诉准妈妈孕期疾病与不适的食疗方和进补需知，让准妈妈的孕期饮食生活从此不再盲目，营养得法，给准妈妈、胎宝宝的健康加分！

此外，本书在每一周还专门向孕妇之家推荐了两道精美可口的孕育菜谱，步骤详细，易于操作，尤其适合平时下厨较少的准爸爸试学。想一想，准妈妈吃到嘴里的不再是准爸爸随意拼凑的难以下咽的食物，而是精心准备的营养又美味的美食，各位准妈妈不吃也会甜到心里去。

准爸爸、准妈妈，你们准备好了吗？在本书的带领下进入爱的指南，翻开孕期饮食与营养的新篇章吧！

目录

Part 3

好孕 9 ~ 12 周 口味大变

Part 4

好孕 13 ~ 16 周 胃口大开

Part 5

好孕 17 ～ 20 周 孕态初显

Part 6

好孕 21 ～ 24 周　胎动频繁

Part 9

好孕 33 ~ 36 周 分娩倒计时

Part 10

好孕 37 ~ 40 周 迎接天使

Part 1

好孕 **0~4** 周

❄ 满心期待

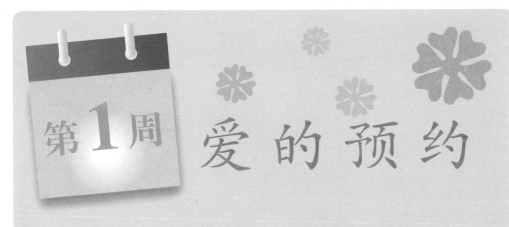

第1周 爱的预约

爱的指南针

女性备孕指南：怀孕第一周正是你末次月经进行的时候。第一周实际上是为卵子的受精做最后的准备，你还没有受孕。备孕期间可采用基础体温法测算排卵周期，一般排卵期的体温会升高 0.3℃～0.5℃，根据基础体温表，在排卵期你就可以做好迎接新生命的准备了。这段期间可以改变一下饮食方式，少食多餐，多吃含叶酸的水果、熟菜；远离烟酒、电磁辐射和有毒物品；保持积极的生活方式就可以了。

男性备孕指南：丈夫也要注意补充叶酸，合理补充营养，多吃水果和蔬菜，不吸烟不喝酒，不喝浓咖啡和浓茶。这样可以提高精子质量，拥有一个健康聪明的宝宝。另外，在准备怀孕期间，丈夫要经常和妻子寻找一些轻松浪漫的话题，让妻子能开心地孕育新生命。

胎宝宝指南：此时的他，还称不上"胎宝宝"。他还只能以精子和卵子的"前体"状态存在于未来爸爸和妈妈的体内，夫妻健康的生活方式一定会使"精壮卵肥"，让宝宝将来有健康的体魄。

怀孕期间，无论是饮食、穿着、卫生，还是其他方面，都要注意。尤其是饮食方面，事关准妈妈和胎宝宝两人的健

康 。孕前和孕后三个月内，母体健康与否直接影响婴儿的早期发育。为了胎宝宝的健康，准妈妈要多操一份心，多留一个心眼儿了。

补充叶酸，预防神经管畸形

叶酸是维生素 B 的一种复合体，又叫维生素 B_9，其物化呈淡橙黄色结晶或薄片。最初的叶酸是从菠菜的叶子里提取的。叶酸对人体很重要，对女性尤其重要，一般需要 400 微克。

神经管畸形，又称神经管缺陷，是一种严重的先天畸形。胎儿神经管畸形主要表现为无脑儿、脑膨出、脑脊髓膜膨出、隐性脊柱裂等。

叶酸的作用

叶酸对准妈妈的身体健康有很重要的作用，准妈妈服用叶酸可以预防婴儿先天性疾病。

具体来说，叶酸的作用有以下几点：

1. 有助于预防神经管缺陷，这是叶酸最主要的作用。我国是神经管畸形婴儿高发国家，占总数的 4%～6%，准备怀宝宝的女性和已经有胎宝宝的准妈妈，应适当服用叶酸。尤其是怀孕 3～4 周至 4 个月，缺乏叶酸可导致胎儿不同程度的神经管畸形。

2. 可以预防女性贫血，为女性血液提供红细胞。我国孕妇贫血比例要比其他发达国家高，服用叶酸可以减少巨幼细胞贫血的发生。当然，准备生育的男性也要适当服用叶酸，据调查显示，服用叶酸可以提高精子质量。

3. 有助于降低宝宝发生其他先天性疾病的风险。

含叶酸较丰富的食物

蔬菜类：西红柿、胡萝卜、青菜、莴苣、菠菜、花椰菜、油菜、小白菜、扁豆、蘑菇等。

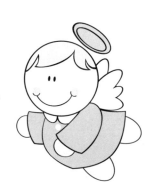

水果类：猕猴桃、柠檬、桃子、李子、橘子、草莓、樱桃、香蕉、杏、杨梅、酸枣、石榴、葡萄、梨、核桃等。

动物食品：动物的肝脏、肾脏、禽肉及蛋类。

豆类、坚果类食品：黄豆、豆制品、核桃、腰果、栗子、杏仁、松子等。

谷物类：大麦、米糠、小麦胚芽、糙米等。

平衡膳食

身体的营养均衡与饮食有着莫大的关系。常言道："萝卜白菜，各有所爱。"人们对食物的选择，也是按照爱好所取。有些人先天喜辣，有些人钟爱大鱼大肉，有些人则以清淡爽口为佳。那么，准备怀孕的女性一定要格外细心，为了生个健康的宝宝，须对自己的身体状况作出全面的了解。除此之外，平衡膳食显得极为重要。

培养良好的饮食习惯

要想使未来的宝宝健壮、聪明，备孕的女性首先要保证自己的饮食结构合理、营养充足，这首先体现在饮食习惯的培养上。所以，为了胎宝宝在接下来十个月里的健康，开始养成良好的饮食习惯吧！

"各有所需，各有所取"

食物为人类提供了营养元素，越丰富的食物品种越有益于人的身体健康。合理、平衡的饮食习惯使人受益无穷。备孕女性如果了解自己的身体和状况，就要该补则补，一些平时难以下咽的食物，可以找替代的食物补充。如果一些食物是必须摄取的，为了未来宝宝的健康，也应该努力尝试一下。

除了以上说过的叶酸，其他食物中提供的各种营养元素也很重要。一般来说，动物性食物和植物性食物两者缺一不可，在两种食物的选择上要注意荤素搭配。早、中、晚三餐合理调配，进食量以有饱腹感为宜。

改掉饮食坏习惯

饮食习惯，大家不尽相同，饮食与地域、风俗、家庭习惯、个人爱好息息相关。比如我国西北地区以面食为主，少蔬菜水果，而青藏高原地区则多肉类。有些家庭则喜欢清淡的素食。食物中的营养元素不同，人体吸收的营养也不同。备孕女性和准妈妈们要注意了，改掉不好的饮食习惯，平衡身体营养，争取让宝宝在早期发育阶段就得到良好的营养补充。

细数不良饮食习惯

1. 不吃早餐或用餐时间混乱。现代的女性多为工作一族，平时上班忙，压力大，还要加班，往往在饮食方面不注意。很多人抱着"填饱肚子就好"的心态，不注重身体健康。

2. 经常吃路边摊、火锅、油炸食物。食物干净与否，对人的健康很重要，路边摊偶尔吃吃蛮有生活情趣，但经常吃就不好了。油炸型食品致癌物质多，也不宜多食用。

3. 过多摄入辛辣刺激性食物，易导致肠胃功能紊乱；偏爱甜食既危害牙齿、又会导致肥胖。

4. 以水果代主食，导致营养不良。

5. 暴饮暴食，不喝水或少喝水，肾功能下降，新陈代谢不足。

6. 营养不均衡，过多摄入肉类、油腻食物，少吃或不吃清淡、蔬菜类食物；或专食清淡，不沾荤腥。

7. 烹饪方法不当，食物营养流失或致癌物增加。多吃口味重、多盐、隔夜的食物。

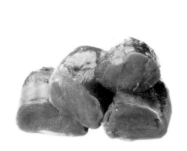
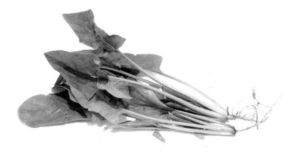

不良习惯早改正

准妈妈是体内宝宝营养的粮仓，为了宝宝健康，不良习惯应该早改正。饮食习惯养成非一日之功，改正饮食习惯也绝非易事。

1. 心理暗示法

心理暗示法希望准妈妈们经常给自己心理暗示。科学证明，心理暗示有很大的作用。准妈妈们要时常想："为了宝宝健康，我喜欢吃羊肉，我喜欢喝牛奶……"

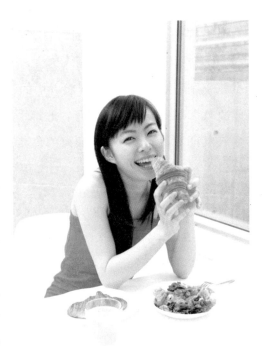

同时，心理暗示法要求亲人及准妈妈们自己关注身体和心理健康，在适当的时间段要锻炼身体，养胎不是大吃大喝坐着不动，而是吃吃有度，锻炼为辅。这样，吃没吃过的食物，才有食欲，同时营养也容易吸收。准爸爸们也要帮助准妈妈们克服对某些食物的恐惧。

2. 制定营养食谱

为了胎儿在早期能健康发育，母体必须提供充足的营养。制订食谱计划，营养更全面。

食谱的制订因人而异。主要是从粗细粮、蔬菜水果、肉禽蛋类、奶制品、豆制品等中进行选择，以生熟搭配、荤素互补为宜。根据怀孕的季节等选择食物。

准爸爸最好能替准妈妈们操点儿心，多了解怀孕方面的知识，和准妈妈一起制订食谱。准妈妈们身体较缺乏的元素和需求较高的营养素应及时补充。

不宜过度进补

怀孕期间，有些欣喜过度的亲人们手足无措了，不知如何进补才好，于是用燕窝等滋补品开始大补，准妈妈又禁不住亲人劝说，营养品大口大口地吃。岂不知人的消化和吸收也是有限度的。所以，各位准妈妈们可要注意过度进补有害无益。

过度进补的危害

1. 超重现象

这是准妈妈们经常担心又不得不接受的现实了。过度进补，是造成超重现象的原因之一，这在孕中期最明显。准妈妈们为了宝宝健康，孕前极其关注的身材问题就不再是问题了。准妈妈们担心以前减肥致营养不足，怀孕就开始大补，体重一下子就增加了。

2. 妊娠期糖尿病

妊娠期糖尿病是孕期并发症之一，妊娠糖尿病是指怀孕前未患糖尿病而在怀孕期间却出现高血糖的现象。妊娠期糖尿病一方面是由于怀孕前未及时诊断糖尿病，更主要的是由于孕期肥胖、运动减少、过度进补等原因造成的。

3. 巨大儿

孕前或孕前期过度进补，胎儿在母体内营养过剩，会使其体重增加过多。新生儿大于4000克就称为巨大儿。巨大儿不仅难以顺产，而且可能会使产妇出现阴道裂伤、产后大出血。巨大儿自身也由于体形大易出现窒息等情况。

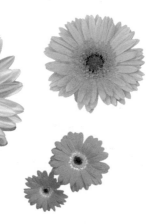

为了避免过度进补造成的危害，各位准妈妈应该适当进补，科学摄取营养，加强孕期营养学习，多运动，及时关注身体状况。

不宜偏食、挑食

众所周知，母体是体内胎儿营养的唯一来源，母体营养充足与否，与胎儿生长发育密切相关。胎儿在母体内需要葡萄糖、氨基酸、脂质、维生素与其他矿物质。而妈妈需要水、蛋白质、膳食纤维、碳水化合物、脂肪、维生素等。由于妈妈之前的饮食习惯或孕早期的妊娠反应，准妈妈极易出现偏食、挑食的情况。

有些准妈妈怀孕期间由于妊娠反应，身体变化，就是吃不下某一类的事物，所以干脆不吃，这种偏食挑食的不良习惯，导致饮食单调、营养不全面，对人体健康特别不利。偏食、挑食不仅使准妈妈自身的营养不足，而且随着胎儿长大，越来越需要的微量元素也会供应不足，胎儿在母体内会生长缓慢、发育不足，诱发胎儿先天性营养不良，甚至是疾病。

所以，有偏食、挑食习惯的准妈妈们，要及早改正不良饮食习惯，为体内宝宝的健康，和以往的所有不良习惯打一场漂亮的胜仗，给宝宝一个温暖的摇篮。

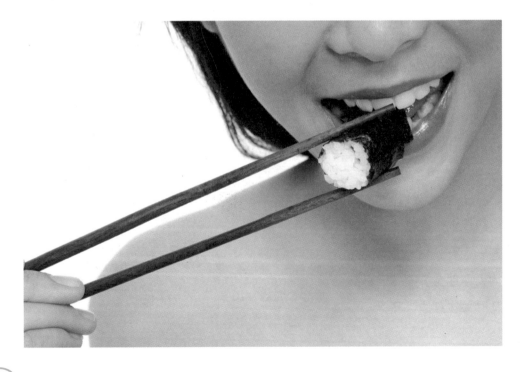

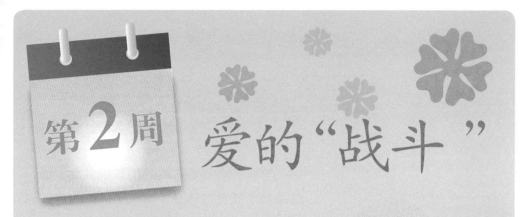

第2周 爱的"战斗"

爱的指南针

准妈妈指南：怀孕第2周，你的月经期已结束。由于排卵通常发生在月经周期的第14天，所以本周末你的排卵期也许会开始，怀孕计划进入倒计时。这个月的前半期，有近20个卵子在充满液体的囊内开始成熟，其中会有一个卵泡长得最快，它成熟、破裂、释放它的卵子，其他的便被淘汰。一般在卵子排出后15～18小时内受精效果最好。此时，准妈妈要做好当母亲的准备，继续补充叶酸，同时饮食上还要保证热能的供给。

准爸爸指南：准爸爸还是不能闲着，整个孕期，妻子是需要你与她一起分享喜悦与分担忧虑的，生活、精神上她也需要你的支持和理解。所以准爸爸，你要继续你的健康生活方式，帮助妻子调整心态，在最佳时间、最佳状态完成你们的使命。

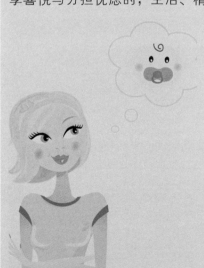

胎宝宝指南：卵子在准妈妈体中和其他的选手进行了一轮比赛，它在这第一轮淘汰赛中，从20名选手中脱颖而出了。它正在耐心地等待，等待着那颗即将和它实现完美结合的精子。

精子和卵子已经全心全意，聚精会神地在妈妈的肚子里开始结合了，那么，准妈妈在怀孕第2周要注意什么呢？

早餐要吃好，晚餐要吃少

中国人的一般饮食习惯就是早中晚三餐，并且有言道："早饭吃好，午饭吃饱，晚饭吃少。"对于准妈妈，俨然成了必须要遵守的饮食原则了。

早餐要吃好

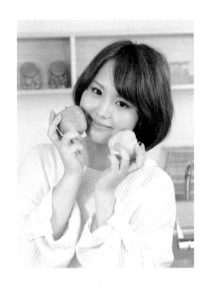

经过了一夜睡眠，人们运用了一天的大脑得到了充分的休息，疲惫了一天的身体也得到了充分的舒缓，在一夜长达 8 ~ 12 小时的休息后，胃就得补充食物了，这些食物将给人提供热量和营养元素，早饭成了一天中最重要的一餐，因此早餐要吃好。尤其是准妈妈们，更需要及时补充营养，这早餐就不得不吃了。

午餐要吃饱

到了中午，经过一上午的工作、运动，大脑和身体都需要营养。人体从早餐中得到的热量已经消耗殆尽，中午也正是人体一天中消耗热量最多的时候，并且还要为下午准备需要的热能，因此中餐一定要吃饱，才能摄取到足够的热量。对于现代女性来说，怀孕之初就在家待产的可能性不大，许多准妈妈还是上班一族，加上肚子里还有个慢慢长大的小宝宝，午餐就必须得重视了。

晚餐要吃少

吃少不等于不吃，一日三餐还是很重要。晚餐吃少，一方面有益于消化吸收、保证睡眠质量、预防肠胃疾病，另一方面有益于减少脂肪堆积而降低体重。对于准妈妈来说，可能觉得白天上班没有补好，晚上回家再好好吃，这样反而对准妈妈们不好。准妈妈体重原本就会增加，体重太重不利于母体健康与胎儿生长。所以说，一日三餐也要讲究。为了可爱的胎宝宝在接下来的十月旅程里健康成长，准妈妈们可得留心了。

多吃含优质蛋白质的食物

优质蛋白质即优质蛋白、高生物价蛋白质。人体的各个器官、组织皆由细胞组成，而蛋白质是细胞的主要成分。人体需要蛋白质形成骨骼、毛发、血液，肌肉。对胎儿来说，也是极为重要的。优质蛋白质是日常饮食营养的一个重要部分，是我们补充能量的最佳营养品，是准妈妈必不可少的营养元素之一。

蛋白质是生命的承担者

1. 增强人体免疫力，为人体免疫系统制造对抗细菌和病毒的抗体。

2. 提供身体构造所需要的氨基酸，保证胎儿正常发育。

3. 促进人体激素和酶的形成。

4. 促进血液循环，并通过血液输送身体所需的各种营养物质。

5. 调节体内水分，增强腺体功能，减轻孕期水肿。

6. 有助于将食物转化供人体消耗的能量。

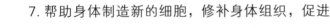

7. 帮助身体制造新的细胞，修补身体组织，促进伤口愈合。

准妈妈们及时补充优质蛋白很有必要。及时补充蛋白质，为胎儿提供一个健康的"食物仓库"。跟叶酸一样，蛋白质补充很重要，但不宜过分补充，过分补充会增加身体负担，适得其反。所以，补充蛋白质最好少选用合成蛋白质的产品，而是多吃一些高优质蛋白的食物，以合适为原则，以健康为目的。

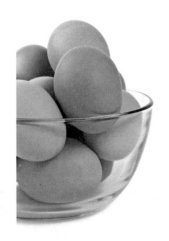

蛋白质食物知多少

含优质蛋白的食物很多，最主要的有以下几类：

肉类：如猪肉、羊肉、牛肉及这些动物的肝脏，还有鸡、鸭、虾、鱼等。

蛋：如鸡蛋、鸭蛋、鹌鹑蛋等。

乳制品：如羊奶、牛奶、马奶等原产品及加工产品。

豆类：有黄豆、大豆、黑豆等其他豆类产品。

干果类：像花生、核桃、芝麻、瓜子、松子、栗子等食物的蛋白质含量均较高。

早期最佳零食有哪些

女人是天生的零食家，各位准妈妈怀孕期间，一定会有馋的感觉，所以有些零食会让准妈妈们垂涎三尺。有些零食不仅能补充人体的营养元素，而且对养生有一定的功效。吃零食除了有充饥、锻炼牙齿、美容、促进身体健康的作用外，还有很适合准妈妈的一点，那就是吃零食会使人心情舒畅，很有幸福感和满足感。那么，适合准妈妈的早期零食有哪些呢？

花生

花生是常见的干果类食品，其蛋白质含量极高，营养成分容易吸收，红色的花生皮还有补血的效用。每天吃一点儿，很有效用。而且价格合理，是准妈妈们的首选。但花生较油腻，不宜多食。

核桃

核桃补脑，这是最大的功效，此外，还有增加人体抵抗力的作用。

瓜子

瓜子种类有很多，下面介绍主要的几种：

南瓜子富含南瓜子氨酸、脂肪油、蛋白质、维生素 B_1、维生素 C 等，有驱虫、消肿、止咳的作用。

西瓜子含有丰富的脂肪、蛋白质、碳水化合物、膳食纤维、维生素 B_1、维生素 B_2，维生素 E 以及其他重要无机元素钙、铁、磷等，具有清肺润肠、化痰止咳的功效。

冬瓜子有止咳、消除水肿、抗衰老的作用，但性寒，不宜多食。

葵花子不但含丰富的不饱和脂肪酸、优质蛋白，还含有钾、磷、钙元素及维生素 E、维生素 B_1 等，能防止血浆胆固醇过多、动脉硬化，能保护心脏功能，预防高血压。

松子

松子具有养血补液、滋润止咳、滑肠通便的作用。含有丰富的脂肪油以及蛋白质、碳水化合物、维生素 A、维生素 B_1、维生素 B_2、维生素 B_6、维生素 E、叶酸、烟酸，无机元素铁、磷、钾、锌、锰等。可以促进毛发生长，促进牙齿发育，给大脑补充营养。

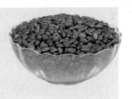

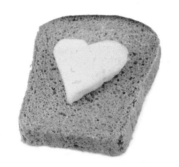

酸奶、奶酪

酸奶是补充蛋白质的重要来源，里面含益生菌，可以帮准妈妈调理肠胃，而且酸奶清凉、爽口，很容易被消化吸收。奶酪也具有丰富的蛋白质、B 族维生素、钙和多种有利于准妈妈吸收的微量营养成分。准妈妈们最好选用新鲜的原味酸奶。

大枣

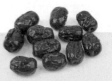

大枣的营养价值很高，含有丰富的维生素 C，还能补铁。大枣是很好的孕期零食，但是大枣也不宜多吃，否则很容易使准妈妈胀气。

海苔

海苔热量很低，纤维含量高，这对准妈妈来说是不错的零食。富含各种 B 族维生素，其中维生素 B_2 和烟酸的含量尤其丰富。除此之外它还富含各种微量元素与大量的矿物质，有助于维持人体内的酸碱平衡。

西梅

西梅营养丰富，富含维生素、矿物质、抗氧化剂及膳食纤维，是准妈妈健康的最佳选择。其中西梅中所含的钾比较丰富，对维持人体电解质平衡起着重要作用。西梅含铁也很丰富，尤其是对准妈妈很重要。其中的膳食纤维能促进肠道蠕动，防止准妈妈便秘。

当然，除了这些，如果有条件，准妈妈们自己动手，做一些可口的零食也很好，比如自制酸奶等。除此之外，准妈妈们可以吃些性温的水果。

补充叶酸不可过量

1. 一般来说，准妈妈服用的叶酸都是叶酸片或叶酸增补剂。这些叶酸在肝脏中被吸收，不像蔬菜里的叶酸被肠道所吸收，所以大量使用对肝脏不好。

2. 叶酸过量影响人体锌的吸收，锌缺乏会影响胎儿发育。

3. 叶酸过量使得难以察觉其他维生素缺乏的早期表现，产生不良影响，尤其是损害脑神经。

4. 叶酸过量，会使准妈妈们产生腹胀、恶心的感觉。

所以，适量食用叶酸才能起到最佳效果。多听从医生建议和意见，按照医嘱服用叶酸，为了母体的健康和宝宝的顺利成长而努力。

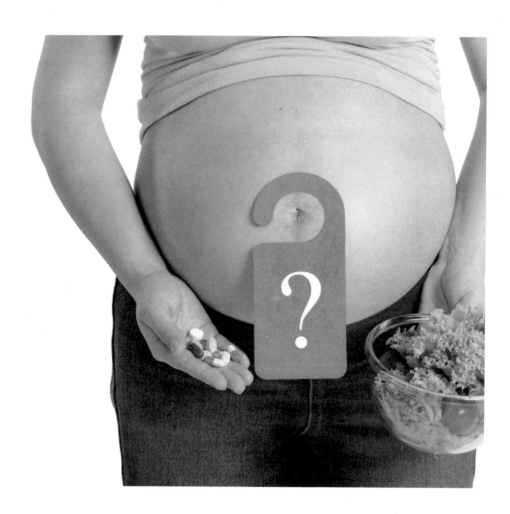

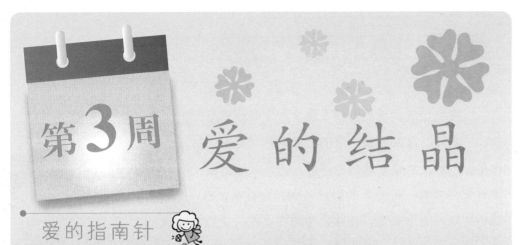

第3周 爱的结晶

爱的指南针

准妈妈指南：第3周，你将进入排卵期，卵子在输卵管中的寿命仅为12～36小时。正常男子每次射精平均约3亿个，而能达到卵子的只有几百个，而最终只有一个精子能冲破重重障碍、脱颖而出，与卵子结合在一起，形成受精卵。受精卵一边分裂增殖，一边经输卵管移动至子宫，准备着床。你自身可能还没有什么感觉，但此时你的身体内却在进行着一场变革。这期间，准妈妈不要进行剧烈运动，以防流产。宜均衡营养，适当运动，保持健康体魄。

准爸爸指南：这周是准妈妈受孕的时间，不仅准妈妈要心情开朗，准爸爸也要保持心情舒畅，这样可以提高精子的质量。准爸爸要尽量照顾准妈妈的情绪，双方不要因为小事争执，大喜大悲都会影响受精卵的质量，所以准爸爸一定要注意这一点。

胎宝宝指南：这期间，受精卵开始迅速分裂，与此同时它从输卵管里被送进子宫内，并在那里继续发育。

精子和卵子结合后，开始由"早期胚泡"过渡到"晚期胚泡"并在子宫内着床了。整个受精过程完成，妈妈就要开始一个神奇的十月怀胎之旅了。怀孕第3周，还是不能疏忽大意，看看准妈妈们应该怎么做吧！

多吃新鲜蔬果和谷类

蔬菜

蔬菜有很高的营养价值，蔬菜中含有许多维生素和矿物质，蔬菜低糖、低脂，还有预防癌症的作用。当然，蔬菜必须是新鲜的，无污染的。蔬菜分为很多类，每个人的爱好不同，对蔬菜的选择也不同。大体来说，蔬菜按植物类型可分为绿叶类、瓜类、真根类、茄果类、菌类、块茎类蔬菜等多个种类。按颜色有绿色、黄色、紫色、红色、黑色蔬菜等。各类蔬菜的颜色不同，营养价值也不同。下面就以颜色分类，告诉准妈妈们各种蔬菜的效用，以便让准妈妈更有针对性地选择蔬菜。

绿色蔬菜：如菠菜、芹菜、韭菜、西兰花、绿豆芽等。这些绿色蔬菜含有丰富的维生素 C、维生素 B$_1$、维生素 B$_2$、胡萝卜素及多种微量元素，还含有不饱和脂肪酸。有益于肝脏健康，保健效果好。

黄色蔬菜：如黄色柿子椒、韭黄、南瓜、胡萝卜等。这些蔬菜富含维生素 E，能减少色斑，延缓衰老，对脾、胰等脏器有益，并能调节胃肠消化功能。

紫色蔬菜：如紫茄子、扁豆等。这类蔬菜有调节神经和增加肾上腺素分泌的功效。研究发现，紫茄子比其他蔬菜含更多维生素，它能增强身体细胞之间的黏附力，提高微血管的强力，降低患脑血管栓塞的几率。

红色蔬菜：如西红柿、红辣椒、红萝卜等。红色食品中含有胡萝卜素能增加人体细胞的活力。

黑色蔬菜：如黑茄子、海带、黑香菇、黑木耳等。这类蔬菜能刺激人的内分泌和造血系统，促进唾液的分泌。

白色蔬菜：如茭白、莲藕、竹笋、白萝卜等。这类蔬菜对调节视觉和安定情绪有一定的作用，对高血压患者有益处。

谷类

谷类富含蛋白质、脂肪、纤维素、维生素、碳水化合物、微量元素，对人体健康有很重要的作用。全谷类食物具有预防心脏病、中风、糖尿病的作用。现代人们，对快餐的需求越来越大，粗粮的食用却变少。孕期吃谷类，是很聪明的选择，是补充营养的一个重要途径。

谷类同蔬菜一样，分为很多类，为了孕期准妈妈方便选择，现在把它们做一下分类。在我国，谷类大体分为以下三类：

禾谷类：如稻类（大米、糯米）、麦类（小麦、大麦、荞麦、燕麦、莜麦、黑麦）、玉米、高粱、粟、黍等。

豆类：如大豆、蚕豆、豌豆、绿豆、红豆、豇豆、芸豆等。

薯类：如甘薯、马铃薯、山药、土豆等。

分清了以上的种类，准妈妈们就可以自主选择，好好养身体了。

不能少了奶制品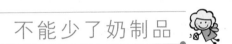

奶制品也就是乳制品，由鲜奶加工而来。一般较多的就是牛奶，奶制品有液体的、固体的，还有乳粉等。在怀孕期间，奶制品是必不可少的。

奶制品是膳食中蛋白质、钙、磷、维生素 A 等营养元素的来源之一。这些元素可以对抗骨质疏松，此外，由于女性在怀孕后，食量增加，运动量减少，容易引起痔疮。酸奶等乳制品可加大肠胃蠕动，利于消化。奶制品对于口腔溃疡、妊娠血脂紊乱等也有预防作用。

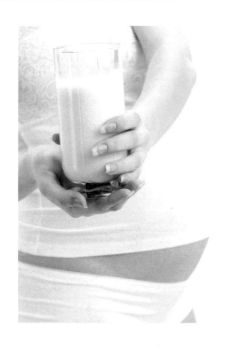

准妈妈们在怀孕期间，在保证自身营养的同时，还要满足胎儿的需要。现代乳制品五花八门、种类繁多，所以，在乳制品的选择上也要谨慎。

脱脂奶

脱脂奶比较受到欢迎，因为脱脂奶有助于保持身材，但是大多数脱脂奶去掉的不仅是脂肪，还有其他元素，所以，准妈妈不适合选择。

鲜奶、酸奶和乳酸饮料

鲜奶是不错的选择，现在社会服务行业日益发达，每天定制一杯鲜奶，会有人送到门口。但是，鲜奶容易污染，夏天也极易变质。在鲜奶的选择上，也要谨慎，一些大型超市里比较知名的奶产品相对还可以。酸奶对准妈妈来说，是不错的选择，尤其是原味酸奶，有助于消化、口感较佳。乳酸饮料含有乳酸菌，是饮料类饮品，它添加了一些柠檬酸、香料、防腐剂和过多的糖分，虽口感不错，但营养价值低，尤其是过多的糖分容易引起发胖、糖尿病等。其中的一些色素、防腐剂对准妈妈和胎儿来说，都是健康的杀手。所以，准妈妈们在挑选的时候要慎重。

孕妇奶粉

对于准妈妈们来说，一些为孕妇专门配方的奶粉保留了原奶中大量的营养元素，还增加了一些孕妇需要的微量元素，对胎儿的身体发育尤其是脑发育很有好处，所以说，适当选择一些孕妇奶粉是不错的。

不要食用易过敏的食物

食物过敏是很常见的现象，有些过敏可能只是皮肤瘙痒，出现红斑、湿疹，身体水肿、恶心呕吐、头痛等轻微症状，有些则会引起急性哮喘等严重疾病。过敏的原因有很多，一些是食物自身的性质易诱发过敏，有些则是个人体质的原因。那么易引起过敏的食物有哪些呢？

海鲜类产品

海鲜产品营养丰富，很受大众欢迎，但这些产品最易引发过敏，尤其是一些鱼类如金枪鱼等，致敏成分更高。

蛋类

鸡蛋等蛋类的营养成分较高，有些人为了高营养饮食，喝生鸡蛋。蛋清是诱发过敏的主要原因。熟食蛋类，会减轻过敏，所以，准妈妈最好吃熟蛋。

牛奶

牛奶及奶制品是常见的过敏性食物，但多见于婴儿。牛奶营养价值高，是准妈妈补充营养的好选择，但是，如果对牛奶过敏的准妈妈，最好还是不要喝。

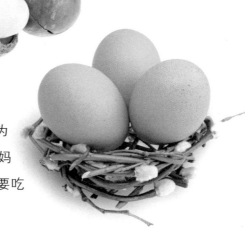

坚果类

有部分人对坚果过敏，而且症状较为重。一般坚果的过敏成分相同，如果准妈妈之前有过坚果过敏的经历，最好就不要吃坚果类零食了。

菌类

菌类是易导致过敏的食物,很多准妈妈对菌类会产生不同程度的过敏,准妈妈食用菌类需慎重。

也许准妈妈们看了列举,觉得怀孕就没什么东西可吃了。其实不然,大多数人并不会对食物过敏,只有少数人会产生过敏症状,且只会对部分或极少部分食物过敏。所以,准妈妈要了解自身状况,如有食物过敏史,就不能在怀孕时再次食用此食物了。也有些准妈妈怀孕后才产生过敏,一旦发生过敏,应及时了解、咨询及就医。孕期宜杜绝过敏性食物,避免其对准妈妈和胎宝宝的健康危害。

不吃辛辣刺激性食物

准妈妈不适合吃辛辣刺激性食物,中医认为"辛辣食物多为热性,易耗伤津液,导致津亏生热而胎动不安"。那么,辛辣刺激性食物有什么呢?

辣椒是最有代表性的,不管是生吃还是熟吃,辣味俱在。另外,大蒜、生姜和芥末,还有花椒、胡椒、生葱、生韭菜、生洋葱等都是辛辣刺激性食物。除了这些,酒和含酒精的饮料也是不能被忽略的,甚至油煎油炸性的食物也算。

怀孕期间,应该避免食用辛辣刺激性食品。

1. 准妈妈易得痔疮,如果多食辛辣食物,会引发痔疮或导致痔疮更为严重。

2. 准妈妈皮肤较为敏感,辛辣食品刺激毛细血管,易起红疹。

3. 辛辣刺激食品对肠胃刺激较大，会加剧肠胃负担，可能引起肠炎、胃炎等疾病，发生腹泻、呕吐等，尤其是肠胃功能比较弱的准妈妈。

4. 肾虚、甲亢等患者不宜食用，辛辣刺激食物会刺激心脏引发不良后果。尤其是身体较为虚弱，有过此类病症的准妈妈们。

当然，某些辛辣食物如韭菜、洋葱、生姜等含有很多营养元素和矿物质，经过烹饪就会起到强身健体的作用，还是可以适当吃点儿的。

关注自身健康，养好胎宝宝是准妈妈们最重要的事情，有些在怀孕期间对辛辣食物更是情有独钟的妈妈可能要忌口，这显得更为辛苦一点儿。准妈妈在养育宝宝的同时，要及时了解相关知识。相信每个肚子里有个小生命在成长的准妈妈们，会努力地做到最好。

远离烟酒，少喝咖啡

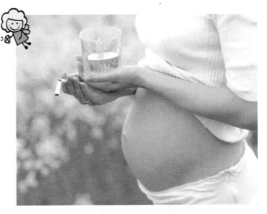

烟酒对人体的危害特别大，对于肚内的胎宝宝，其危害是直接性的、必然的、严重的。孕期远离烟酒、少喝咖啡是必需的、不得不做的事情。那么，准妈妈们就来看看为什么要远离烟酒少喝咖啡!

烟是隐形杀手

"吸烟有害健康"，这句话熟悉到不能再熟悉，就连烟盒上也有提示。对于准妈妈和胎儿来说，香烟无疑是隐形杀手。

吸烟可以引起月经紊乱、雌激素低下、受孕困难、宫外孕、骨质疏松及更年期提前。吸烟还会致流产、胎膜早破、胎盘早剥、早产及胎儿畸形等。对于胎儿来说，烟雾中的一氧化碳等有害物质进入胎儿血液，形成碳氧血红蛋白，造成缺氧；同时尼古丁又使血管收缩，减少了胎儿的血供及营养供应，影响胎儿的正常生长发育。所以说，烟里边的致癌毒物尼古丁、焦油对胎宝宝特别不利。

女性在怀孕前，要及时戒烟，爸爸们也要辛苦一下，为了宝宝健康不吸烟。同时，准妈妈们要避免去一些有人抽烟的场所，以免吸到二手烟。

酒是穿肠毒药

对于现代女性来说，喝红酒是有品位的象征，喝啤酒、白酒是工作的需要。平时应酬也少不了酒，即使不想喝也挨不过旁边人的劝勉。很可能准妈妈之前就是酒中高手，可是现在肚子里有宝宝了，可就得"山中隐居"了。

准妈妈喝酒不仅对自己的身体有害，而且对胎儿的影响更大，尤其是胎儿的中枢神经。"胎儿酒精综合征"是准妈妈在妊娠期间酗酒对腹内胎儿所造成的负面的、永久性的出生缺陷。胎盘对酒精没有屏障作用，酒精会直接进入子宫，对婴儿产生危害作用，使得胎儿不能正常发育，因此，新生儿会出现智力不全、体格弱小、面部异常等状况。喝酒越多、时间越久、越频繁，胎儿酒精综合征的发生率和症状表现越为严重。

在备孕期间，夫妻双方都要杜绝饮酒，如果一些准妈妈工作忙，有了宝宝时还没察觉，那就更危险了。若女性平素就少喝酒，总是聪明的选择。

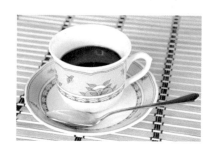

咖啡多喝有害无益

咖啡虽不像烟酒危害性那么大，但过于食用咖啡也是有害无益。咖啡里的咖啡因被称为"人的兴奋剂"。除了咖啡里有咖啡因，其他如茶、可乐、巧克力等也含有咖啡因。

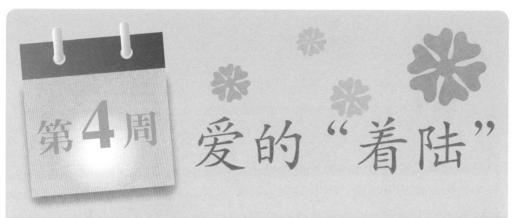

第4周 爱的"着陆"

爱的指南针

准妈妈指南：怀孕第4周时，你可能还没有什么感觉，但胚芽已经悄悄地在你的子宫里成长了，胚胎已经在子宫内"着床"了，完成着床大概需要4～5天。在怀孕的第1个月，大部分准妈妈都没有自觉症状，少部分人可出现类似感冒的症状：身体疲乏无力、发热、畏寒等。子宫、乳房大小形态还看不出有什么变化，子宫约有鸡蛋那么大。这期间要加强叶酸摄入量，注意饮食营养与卫生，同时调节好心情。

准爸爸指南：准妈妈在心理上会患得患失，情绪波动较大，这时准爸爸就该上场了。给准妈妈做几顿可口的饭菜、给她来一个节日惊喜等，使准妈妈感到你对她深深的爱，让她能平复由怀孕引起的负面心理。

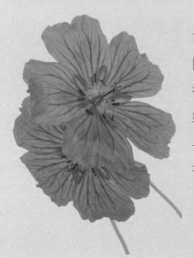

胎宝宝指南：在卵子受精后1周，就是怀孕第4周，受精卵继续不断地分裂，胎宝宝在这个阶段叫做胚泡，此时胚泡开始植入子宫内膜，进行"着床"。将来会发育成为胎盘的那个部分开始分泌人绒毛膜促性腺激素，这种激素会让你的早孕检测呈现阳性。与此同时，细胞群周围开始有羊水积聚。

养成喝水好习惯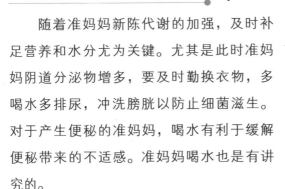

随着准妈妈新陈代谢的加强，及时补足营养和水分尤为关键。尤其是此时准妈妈阴道分泌物增多，要及时勤换衣物，多喝水多排尿，冲洗膀胱以防止细菌滋生。对于产生便秘的准妈妈，喝水有利于缓解便秘带来的不适感。准妈妈喝水也是有讲究的。

注重早起补水

经过了一夜睡眠，这时喝一杯温开水不仅可以使人体得到水分的补充，而且有洗涤肠胃的作用，使肠道蠕动加快，也利于排尿，使得肾脏和肝脏及时排毒，更有利于稀释血液、促进血液循环。

多喝水与少喝水

既说多喝水又说少喝水，这不是自相矛盾嘛！其实不然，多喝水指的是喝水的次数要多，少喝水指的是每次喝水不要过多。喝水次数多、每次少喝水，才能及时补充身体水分，促进水分有效吸收，而且不会加重肾脏负担。

水是不能替代的

有些准妈妈可能特别不喜欢淡而无味的白开水，宁愿用果汁、饮料代替。其实，白开水是不能替代的。白开水的功效比其他来源的水分要好，它不含热量，可直接吸收并洗涤肠道。

切忌口渴才喝水

感到口渴或强烈口渴时，就说明体内水分已经不足了，这时候补水就有点儿迟了，尤其在此时如果猛灌猛饮，对身体反而不好，可加剧身体负担，所以切忌口渴才喝水。

夜间少喝水

有些人会发现，晚上过多饮水不仅夜晚尿频尿急睡不好，而且晨起会有头疼，上嘴唇、眼皮肿胀，四肢乏力的现象。因为晚上正是休息阶段，人体需水量少，水分丢失少，多喝水反而加重肾脏负担，水分滞留在身体内产生水肿现象。尤其是孕后尿频的准妈妈，夜间多跑洗手间不利于睡眠。

怎么喝水才健康

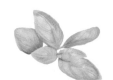

准妈妈保证体内的水量刚刚好是一项很有技术含量的工作，如果进水量过少，血液中血浆含量降低，血液中代谢废物的浓度也相应升高，排出的顺利程度也大打折扣，这就会增加准妈妈尿路感染的机会，而且对胎儿的新陈代谢不利。相反，如果水分摄取过多，而水量过多又会增加肾脏的负担，多余的水分就会滞留体内，引起水肿。所以这个时期，准妈妈喝水一定要多加注意。

水要喝够

在怀孕期间，由于胎宝宝生活的环境——羊水，其主要成分就是水，所以准妈妈身体的水分含量基本上可以达到孕前的两倍左右，这就需要准妈妈摄取大量的水分。

定时定量

等到口渴了再喝水，不管对于准妈妈还是常人来说，都是不可取的。当人的大脑产生口渴的感觉的时候，说明体内水分已经失衡，细胞缺水已经到了一定的程度。身体的缺水至少已经达到了30%，这个时候再喝水就相当于田地龟裂后才浇水一样。

临床医学统计研究表明,每天1000毫升~1500毫升的水是比较合适的量,可供身体所需。

怎么样喝水才是准妈妈最科学最合理的呢?看看我为您列的补水计划吧。

1. 早上起床后饮用1杯水(帮助排出一晚上积攒的毒素)

2. 上午10时左右1杯(排泄完毕,补充一杯水)

3. 午餐后1小时补充1杯(吃过午饭补充因为消化食物所耗的水)

4. 下午4时1杯(补充下午4个小时代谢所耗的水)

5. 晚餐后1小时补充1杯(吃过晚饭补充因为消化食物所耗的水)

6. 睡前再来1杯(补好水,保证睡眠质量)

饮料不能多喝

很多准妈妈怀孕前就是某一种饮料的忠实消费者,但是现在肚子里有胎宝宝了,就要适可而止了。

目前市面上的饮料种类繁多,所含物质都有不同,但大体来说,很多饮料必不可少的还是食物添加剂,这些添加剂里含有的某些化学合成物对人体危害极大。比如,可乐中的咖啡因等都不适合准妈妈饮用;饮料中的糖分会加重准妈妈体重增长,加剧妊娠期糖尿病,对胎宝宝产生不利影响。

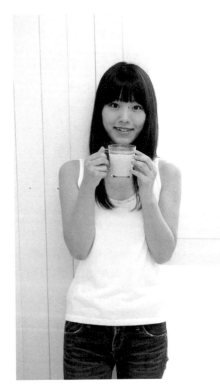

所以,如果准妈妈们喜欢喝饮料,还是自己动手制作吧!新鲜的苹果汁、橘子汁、胡萝卜汁不仅口感好,而且营养价值高。

科学食用动物肝脏

怀孕期间，可能有经验的老年人和上年龄的妈妈们会建议准妈妈多吃动物肝脏，另外，贫血的准妈妈，医生可能会建议她多吃一些动物肝脏。很多准妈妈会疑问：动物的肝脏不是动物的排毒器官吗，食用它们健康吗？动物肝脏有什么益处或者害处呢？

动物肝脏可补铁

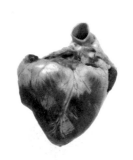

可以肯定的是，动物肝脏营养极为丰富。动物肝脏中含有丰富的蛋白质、维生素 A 和丰富的铁元素。铁是构成人体血红蛋白的主要成分，缺铁易发生贫血，因此动物肝脏是补血佳品。

合理选择和食用动物肝脏

动物肝脏是动物体内的排毒器官，残留了部分有毒物质，而且胆固醇很高，多食反而不易于身体健康。那么，准妈妈如何选择和食用动物肝脏呢？

1. 选购干净、健康的动物肝脏。动物的肝脏都有很浓的腥味，健康的动物肝脏除腥味外没有其他异味，而且没有奇怪的颜色，本身不腐烂。最好可以在一些正规的，尤其是货流快的地方选购，这样，买来的肝脏比较健康、新鲜。

2. 肝脏要彻底清洗、浸泡。在烹饪时，一定要让它熟透了再食用。

3. 不要同时与维生素 C 食用，避免多食用其他肉类、奶油等加剧人体胆固醇含量。

4. 动物肝脏不宜多吃，每周吃两到三次，每次吃 70 克左右即可。

所以说，准妈妈吃动物肝脏的时候，不能马虎大意，健康、干净的肝脏来源才是最好的，且要科学合理地食用动物性肝脏。

注意用药安全

常听人说："是药三分毒。"这句话不是没有道理。怀孕期间，准妈妈身体各方面都发生了或大或小的变化，或许身体的很多不适让给准妈妈们开始抓狂了，想用药来治愈或减轻身体方面的病症，但是，准妈妈用药有一定的风险，用药慎于用食。很多准妈妈在刚怀孕之初可能察觉不到，所以持续用以前的一些药，如果察觉怀孕了，一定要及时就医，听取医生建议，权衡利弊，合理用药。

准妈妈用药原则有以下几点：

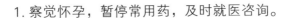

1. 察觉怀孕，暂停常用药，及时就医咨询。

2. 整个怀孕期间，用药必须听从医生指导，不能自作主张。

3. 选择对胎儿无危害或危害较小的药物。

4. 不要长时间盲目用药，不要一次服用多种药物，按最少剂量使用药物。

5. 准备怀孕的女性若患某些疾病，孕前应遵从医生建议或停药、或减量或更换副作用小的药物。

6. 非病情需要最好不用药。

7. 标注"孕妇慎用""孕妇忌用"等说明的药物最好不要用。

8. 若局部用药有效，最好小范围局部用药。

9. 一些药物如果尚不知对准妈妈及胎儿是否危险，最好慎用。

10. 一些有副作用的药最好不要用。

11. 母体疾病使胎儿受到感染时，最好选用对准妈妈和胎儿无危害或少危害的药物。

12. 用药因人而异，体质不同，药品、剂量等各有不同。

随着孕期的增长，药物在各个阶段的影响程度也不同。妊娠期用药安全很重要，滥用药品伤害准妈妈的同时也会危及胎宝宝的正常发育，甚至危及胎宝宝的生命。各位准妈妈要慎用药物，根据医嘱科学、安全用药。

Part 2

好孕 5~8 周

得知喜讯

第5周 入住"皇宫"

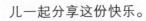

爱的指南针

准妈妈指南：进入第5周，一个小生命已经入住，准妈妈是不是又紧张、又惊喜啊？这时候胚泡在子宫内着床后，开始向四周扩展分化，形成三胚层，每一层细胞都将形成身体的不同器官。到了本周末，胎盘开始逐渐发育，这个时期还会出现包裹胎儿的羊膜囊。这时候准妈妈腹部还和怀孕前一样平坦，但是可能出现早孕反应，如恶心、厌食、嗜睡等。这周准妈妈要在饮食、睡眠等日常生活方面多加关注。

准爸爸指南：数据表明，精神刺激对头3个月的准妈妈和胎宝宝伤害最大，所以，为准妈妈唱一首歌，稳定准妈妈的情绪，让她身心放松，让准妈妈和胎儿一起分享这份快乐。

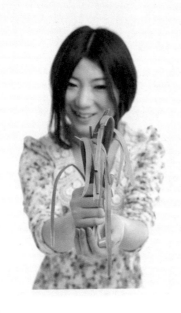

胎宝宝指南：此时的胎宝宝只能称为胚胎。胚胎细胞在几周内以惊人的速度分裂。现在宝宝还是一个小胚胎，长度约0.6厘米，重量不到一克，像一颗小苹果籽。这时期，小胚胎的神经系统、眼睛、嘴巴、手指、脚趾等器官开始分化。这时候最为脆弱，特别容易受到任何影响他发育的因素的干扰，最易导致畸形，准妈妈一定要注意防辐射。

多吃排毒食物

富含纤维素的食物

大多数富含纤维素的食物都具有解毒的功效，因此准妈妈适当地多吃一些富含纤维素的食物对自身的排毒有很好的作用，且对胎宝宝的发育环境也有很好的净化作用。

纤维素食物的排毒原理是毒性物质在被小肠吸收之前，纤维素的食物残渣可以把他们吸附在纤维素的表面，然后随大便排出，从而起到减少毒素累积的作用。适合准妈妈食用的常见的纤维素食品有糙米、蔬菜、水果等。

绿豆汤

绿豆汤在炎热的夏天有清热的作用，对准妈妈平和情绪有很重要的作用。另外，绿豆含有丰富的 B 族维生素、蛋白质等多种成分，常喝绿豆汤可助于排出体内毒素，促进身体的新陈代谢。秋冬之际，绿豆汤也是排毒养颜佳品。

除此之外，绿豆可以降低准妈妈体内的胆固醇含量，从而起到降低血脂的作用。

甘薯

准妈妈的活动量一般比较小，另外由于吃肉过多或者在吃饭时吞入一些空气，这些气体堆积在体内成为废气。

废气会造成人体很多不适反应，如出现在面部的斑点、粉刺和腹部胀气等。甘薯中含有大量的食物纤维素，且所含的葡糖苷成分可刺激肠胃，加快肠胃的蠕动，以便促进排便排气，从而起到排毒的作用。

山药

山药中所富含的精氨酸有健脾补肺的功效。山药中还含有一种可溶性纤维，有助于控制饮食、改善消化系统、促进准妈妈的排毒。

醋

经过医学研究表明，食用醋中含有丰富的氨基酸、酵解酶类以及多种不饱和脂肪酸，这些不饱和脂肪酸可以促进肠道的蠕动，对降低血糖和治疗习惯性的便秘都有非常好的效果。并且摄入适量的醋酸对准妈妈的健康也非常重要。

多吃防辐射食物

准妈妈们孕期除了避免被辐射外，还要吃一些具有防辐射性效果的食物。那么防辐射性食物有哪些呢？

海鲜类产品

有海带、紫菜、大红虾、龙虾、虎爪鱼、海参、金枪鱼等海产品。

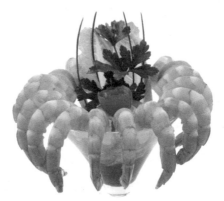

蔬菜、水果

最好的是含有番茄红素的西红柿、番石榴、红葡萄、西瓜等，还有其他蔬菜如胡萝卜、豆芽、油菜、海带、卷心菜、西蓝花、菠菜等。

豆类食品

尤其是绿豆也是具有防辐射作用的。

动物类食品

肝脏、瘦肉、鱼肝油、蛋黄、鸡肉等。

其他食品

如绿茶、橄榄油、黑芝麻等都具有防辐射作用。这些食物大都含有丰富的维生素 A、维生素 C，富含蛋白质。一方面补充准妈妈身体内的营养元素，增加身体抵抗力和防辐射能力，另一方面调节准妈妈身体状况，促进血液循环及新陈代谢，有利于胎儿健康。

避免进食易导致流产的食物

芦荟

怀孕早期的准妈妈，一定不能饮用芦荟汁。这是因为芦荟虽然味道鲜美，但是，芦荟本身含有一定的毒素。当人体摄入量为 9 克 ~15 克的时候，就可能出现中毒现象。准妈妈由于特殊的身体状态，可能会在食用芦荟后 8~12 小时内出现恶心、呕吐、剧烈腹痛、腹泻、出血性胃炎等中毒反应，甚至流产。所以，准妈妈要尽量避免芦荟的摄入。

螃蟹

螃蟹是一种非常受大家欢迎的食物，它味道鲜美，营养价值高。但是，螃蟹习性寒凉，有活血祛淤的功效，因此，对准妈妈和胎宝宝非常不利，尤其是蟹爪，堕胎作用明显。所以，准妈妈们千万不要因贪图一时的口福而后悔莫及。

薏米

薏米是一种常见食品。在中医学上它是一种药食同源的食物，中医医书上记载"薏米质地滑利"。现代医学药理实验证明，薏米对子宫平滑肌有兴奋作用，因此可以促使子宫收缩，最终有诱发流产的可能。所以准妈妈们忌食薏米。

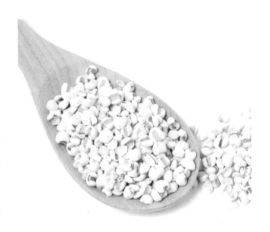

马齿苋

马齿苋既是草药，又是一种可当菜食用的食物。马齿苋药性寒凉而滑利，与薏米有异曲同工的作用。现代医学药理实验证明，马齿苋的汁水对于怀孕早期子宫有明显的兴奋作用，它能使子宫收缩次数明显增多、强度明显增大，因而易造成流产。

黑木耳

学名桑耳，俗称黑木耳。黑木耳一向以其营养价值高而深受大家追捧。虽然黑木耳有滋养益胃的作用，而且很受准妈妈们欢迎。但是，最新的研究表明，黑木耳具有活血化瘀的功效，非常不利于胎宝宝的稳固和生长，因此孕早期的准妈妈尽量不要食用黑木耳。

杏及杏仁

杏及杏仁是常见的水果、干果。由于孕早期胎气胎热较重，因此一般应吃清淡食物。由于杏的热性和它的滑胎特性，准妈妈应该避免食用。

山楂

准妈妈由于怀孕的缘故通常比较喜欢吃酸的东西，酸甜可口的山楂便成了首选果品。但是，现代医学证实，山楂对子宫有兴奋作用，准妈妈食用过多可能使子宫收缩过于频繁，从而导致流产，因此，为了胎宝宝的健康发育准妈妈要少吃山楂。

其他

茴香、花椒、胡椒、桂皮、辣椒、大蒜等都有可能导致流产，准妈妈过多食用上述这些热性作料，非常容易消耗肠道水分，使胃肠液分泌量减少，造成肠道干燥，导致便秘。发生便秘后，准妈妈必然用力屏气解便，使腹压增加，压迫子宫内的胎儿，易造成胎动不安，有可能导致流产、早产等严重的不良后果。

饮食中该忌讳的食物

罐头食品

罐头食品为了增加其保质时间和调节味道，商家在制作过程中都加入一定量的添加剂和防腐剂，如人工合成色素、香精、防腐剂等。尽管少量的添加剂对身体健康的成人影响不大，但是准妈妈食入过多添加剂和防腐剂则对自己和胎宝宝的健康发育非常不利。

另外，罐头食品营养价值并不高，水果和肉类经高温处理后，食物中的维生素和其他营养成分都已受到一定程度的破坏。所以，我们在此建议准妈妈尽量不要吃罐头制品，宜适当地多吃一些新鲜的水果。

冷饮、冰品

当准妈妈吃下冰冷的饮品觉得肚子怪怪的时候，其实并不是因为冷饮或冰品造成宫缩，而是食品温度低，吃进肚子造成胃肠不适。有研究显示，当准妈妈的手触碰冰块时，子宫的血管会收缩，相对胎儿的血液循环就会不好，影响其成长。因此，准妈妈应该少吃冰淇淋、棒冰这些冰品，至于冷饮，只要将其放在室温，温度超过摄氏10℃以上即可饮用。

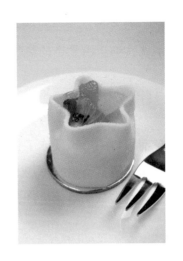

含过多激素的猪肝

猪肝本身对准妈妈没有不好的影响，但芬兰和美国的医疗机构已向准妈妈们提出了应少吃猪肝的忠告。因为现在有些不良黑心商人，为了增加利润，缩短猪的生长周期，任意添加催肥催熟的饲料。过量的催肥剂中维生素A含量很高，肝脏作为猪的排毒器官，维生素A在肝脏中会大量蓄积。

准妈妈如果过多食用维生素A过量的猪肝，大量的维生素A便会很容易进入体内，危害胎宝宝发育，甚至会导致胎宝宝畸形。

久存的土豆

土豆中含有一定量的生物碱，生物碱的含量与存放时间有关，存放越久，生物碱的含量越多。过多食用富含生物碱的土豆，可影响胎宝宝正常发育，严重的可以导致胎宝宝畸形。

当然，每个人的身体素质差异很大，并非每个准妈妈食用后都会出现异常，但准妈妈为了肚子里的胎宝宝，还是不要吃长期贮存的土豆。

味精

作为日常调味品之一，味精在厨房里非常常见。准妈妈们稍微注意一下就可以发现，味精的主要成分是谷氨酸钠，血液中的锌会和谷氨酸钠结合，结合后从尿中排出。因此，如果味精摄入过多会消耗大量的锌，从而导致准妈妈体内缺锌。而锌是胎宝宝生长发育的必需营养素之一，因此准妈妈一定要少吃味精，保证自己体内的锌含量。

盐

准妈妈由于运动不便等孕期特征，每天进食氯化钠最好不要超过 20 克。因为过多的食用氯化钠会导致准妈妈身体水肿，血压升高。

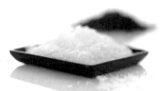

如果准妈妈患有某些疾病，如心脏病、肾脏病等，应从刚开始怀孕就忌盐或食低钠盐。如发现准妈妈患有孕期高血压，也应该在医生的建议下控制盐的摄入。

糖精

很多人误以为糖精也是糖。其实，糖精和糖是完全没有关系的两种食物。糖是从甘蔗和甜菜中提取的，糖精是从煤焦油里提炼出来的，没有丝毫营养价值。虽然纯净的糖精对人体无害，但是我们无法保证所购买的糖精的生产条件。因此，准妈妈最好不要过多地食用糖精，或大量饮用含糖精的饮料，因为糖精对胃肠道黏膜很有刺激作用，并影响某些消化酶的功能，影响准妈妈对营养成分的吸收。

驴肉

驴肉性平、味酸甘，虽有补血益气作用，但根据前人经验，准妈妈应当忌食驴肉，据《日用本草》记载："驴肉，妊妇食之难产。"所以准妈妈应该少食驴肉。

第**6**周 "攻城略地"

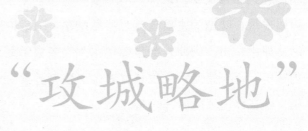

爱的指南针

准妈妈指南：第 6 周，你的身体已经开始发生变化，怀孕症状也出现了。胸部感到胀痛、乳房增大变软、乳晕有小结节突出，你会时常疲劳、犯困而且排尿频繁。有恶心的感觉，整个一天你都会随时呕吐。这是正常反应，不要过于担心，这些反应大约在 3 个月之后基本会结束。这阶段最好进行一次早孕检查，注意不要过量运动，饮食上选择清淡可口、易消化的食物。

准爸爸指南：这段期间，准妈妈出现早孕反应，影响饮食，所以这段时间准爸爸要做大量的工作去关爱怀孕的妻子。让妻子保持充足的睡眠，不要熬夜，饮食不要变化太大，多做几个可口的小吃，适时了解妻子情况，理解她的心情，帮助她一起缓解早孕反应。

胎宝宝指南：胚胎在怀孕第 6 周时，看起来像小蝌蚪，他的主要器官如肾脏和肝脏在这一周开始生长，连接脑和脊髓的神经管也开始工作，原肠开始发育。他的心脏已经可以规律地跳动了。与此同时，为胎儿输送营养和氧气的最初形态的胎盘和脐带已经开始工作了。

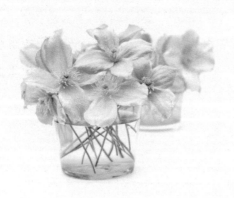

饮食可以减缓孕吐

孕吐是每个准妈妈或多或少都会遇到的问题，其病因至今尚不明确，有可能与孕妇血 HCG 浓度有关，也可能与精神、社会因素有关。近年研究发现，妊娠剧吐可能与感染幽门螺杆菌有关。孕吐一般于停经 40 日左右出现，在清晨起床后或饭后发生恶心、呕吐、食欲缺乏的现象。这就是通常意义上的早孕反应。

孕吐现象虽然说是一个正常的现象，但是由于准妈妈的身体素质各不同，有些身体较为瘦弱的准妈妈可能会出现严重的呕吐现象，并可能造成母体脱水或其他严重的后果。

所以孕早期的膳食应是合理调配的平衡膳食，既要防止由于强烈妊娠反应而引起的营养素缺乏，也要防止某些营养素摄入过量。

下面我将为您介绍一些方法，依靠饮食减缓孕吐反应。

保证营养和卫生，减少不适

在准妈妈孕吐现象较为严重的时候，首先要保证饮食的营养和卫生，同时以清淡可口、容易消化为原则。如果准妈妈的反应较大，则可适当加服维生素 C、维生素 B_6，可以减少准妈妈的不适感，同时对准妈妈的食欲也有一定的调节作用。

每天变点儿花样，投其所好

对于准妈妈吃的食物尽量以简单但不重样、不单调为准，另外，在保证叶酸等营养补充到位的基础上，尽可能照顾准妈妈的饮食习惯和爱好，如酸的、甜的、咸的，任其选用。

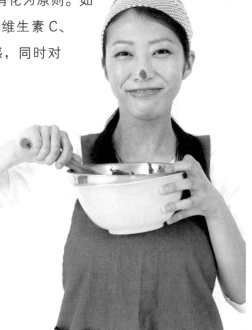

循序渐进，保证营养

当准妈妈经过一定的调整，孕吐症状有所减轻，精神好转，食欲增加的时候，家人可适当地给准妈妈准备些瘦肉、鱼、虾、蛋类、乳类、动物肝脏及豆制品等富含优质蛋白质的食物，这对准妈妈和胎宝宝的营养都是很好的保证。同时一定要保证准妈妈摄取充足的糖类、维生素和矿物质，以保证胎宝宝和准妈妈自己的需要。

准爸爸的作用：理解万岁

虽然准妈妈有一定的孕吐现象，但是准爸爸一定要鼓励准妈妈进食，如果进食后出现呕吐现象，也不用太过紧张。准妈妈可以做深呼吸，或听听音乐，或到室外散散步，来缓解孕吐，然后再继续进食。

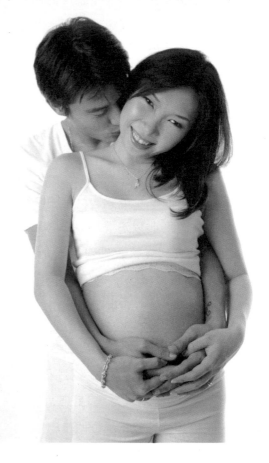

适度休息，少食多餐

准妈妈在进食以后，卧床休息半小时，可以有效地使呕吐症状减轻。当晚上反应较轻食欲较好时，进食量可以适当的增加，必要时睡前可适量加餐，毕竟要以满足准妈妈和胎儿营养需要为首要原则。

帮助缓解孕期呕吐的食物

孕吐现象是可以通过一些简单的食疗解决和预防的。以下这些食物，对缓解孕期呕吐有一定帮助。

姜片

将新鲜生姜切成薄片，加入一定量的糖，然后用食用盐稍腌。在准妈妈出现恶心想要吐的时候含食或嚼食一片，对孕吐现象有很好的抑制作用。

甘蔗汁

将新鲜甘蔗榨汁，每次用鲜榨的甘蔗汁30毫升~50毫升，在其中加入生姜汁5滴，在早晨起床的时候空腹慢慢饮尽。长期坚持对孕吐现象有非常好的预防作用。

橘皮水

橘子皮泡的茶水，对抑制孕吐现象也有非常好的效果。

紫苏叶茶

将紫苏叶茶叶泡茶喝，准妈妈也可以在烹调鱼、肉、虾时加入鲜紫苏叶4~5片，这样做出来的菜也会抑制孕吐现象。

萝卜片或汁

挑选辣度不大的新鲜萝卜，切成薄片，准妈妈生着吃，或者将萝卜片榨汁饮服，也有很好的效果。

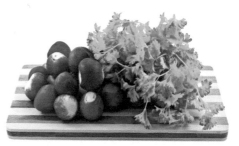

要多吃些益智健脑食品

当怀孕到了第6周左右的时候，胎宝宝的脑部就逐渐开始发育了，这个时候准妈妈适当地补充一些益智健脑的食品，对胎儿的脑部和智力发育都有很好的作用。

核桃仁

核桃仁中含有丰富的油脂、蛋白质、粗纤维、胡萝卜素、维生素 B_1、维生素 B_2、烟酸、维生素 E、铁等有益成分，对于胎儿神经系统发育可以起到重要的作用。所以，核桃仁是一种非常适合准妈妈和胎宝宝健脑益智的美味食品。

海鱼

海鱼当中富含碘、钙、铁、磷等人体必需的矿物质和蛋白质，以及亚油酸、烟酸等脂肪酸，维生素 B_1、维生素 B_2 等营养素。这些物质对于胎儿神经系统发育有着非常重要的作用。

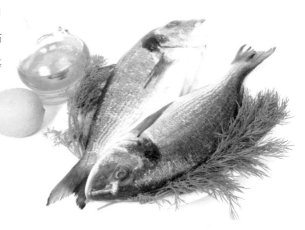

黑木耳

黑木耳当中也含有丰富的蛋白质、铁、磷、B族维生素等健脑所必需的营养成分，其中维生素 B_2 含量较蔬菜高得多。所以，准妈妈经常食用黑木耳对胎宝宝的智力发育是非常有帮助的。

第7周 "风波"频发

爱的指南针

准妈妈指南：进入第 7 周，早孕反应更加明显，身体会更加疲惫，出现难以名状的恶心，你的情绪波动也很大。但需要注意的是，在早孕 6 ~ 10 周是胚胎腭部发育的关键时期，如果你的情绪过分不安，会影响胚胎的发育并导致腭裂或唇裂。因此，现在一定要保持心情愉快，吃些想吃的东西，做一些开心的事情，让自己变得从容。还有，准妈妈一定要记得继续补充叶酸。

准爸爸指南：妊娠头 3 个月，子宫非常敏感，胎盘的绒毛和子宫内膜结合得不牢固，所以这段期间，准爸爸、准妈妈要尽量避免性生活。另外，这段期间，准妈妈也可能会常感忧郁，你要经常陪她散散步，分散一下她的注意力，有助于胎儿的健康成长。

胎宝宝指南：怀孕第 7 周时，胎宝宝差不多有 1.3 厘米长了，大约有一颗桑葚那么大，开始长出嫩芽样手臂和腿，手指也开始发育。他的头现在大得不成比例，弯向胸部。胎儿的面部器官也很明显，两个黑点是他的眼睛，鼻孔大开着，耳朵有些凹陷，小鼻头正在冒出来，他的牙齿和口腔内部结构正在成型。此阶段正在开始形成消化系统、肺、鼻孔、手、脚和嘴的凹痕。现在，胎儿的心脏（它开始分化为左、右心室）每分钟跳动 130 ~ 150 次，几乎是你心跳次数的两倍。

主食和高脂肪食物要控制量

怀了胎宝宝之后，准妈妈们常常会担心自己的营养不足。所以就开始大补特补，每天摄入大量的肉类、蔬菜、水果……

长时间这么大剂量的摄入营养物质，必然会导致营养过剩。营养过剩对于准妈妈来说是一个很麻烦的事情，它不但会增加身体负担，还会增加一些孕期并发症比如肥胖、妊娠期糖尿病、巨大儿等的发生的几率。专业的母婴医师们给准妈妈们在孕早期提出以下饮食建议：

控制高脂肪食物的摄入量

如果准妈妈在孕期，尤其是孕早期摄入超量的高脂肪食物，在一定程度上会增加胎宝宝发育过程中患有先天性肿瘤的几率。医学专家指出，脂肪本身对人体不存在伤害，且也没有致癌作用。但若准妈妈长期摄入过量的高脂肪食物，就会使大肠内的胆酸和中性胆固醇浓度增加，这些物质的量积攒到一定的时候就能诱发结肠癌。另外，高脂肪食物还能增加准妈妈体内某些激素的合成，促使发生乳腺癌，对母婴健康非常不利。

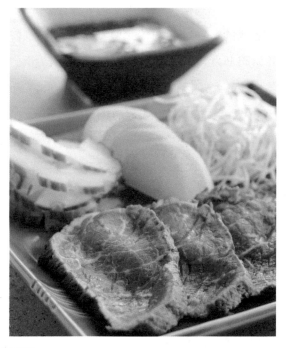

合理摄入蛋白质

现代医学研究证明，准妈妈出现体力衰弱、产后恢复迟缓、乳汁分泌稀少，胎儿出现生长缓慢等情况，主要原因就是蛋白质的供应不足。因此，专业营养医师建议准妈妈每日蛋白质的摄入量应达到 90 克 ~ 100 克。

但是，孕期蛋白质食物的摄入过量，则会在一定程度上影响准妈妈的食欲，从而增加了胃肠道的负担，并对其他营养物质摄入造成阻碍，使准妈妈的饮食营养失去平衡。经过临床研究表明，蛋白质摄入过量，不仅可造成血中的氮质增高，而且也易导致胆固醇增高，加重肾脏肾小球过滤的压力。

主食要足够但不要过量

准妈妈充足的主食摄入，是保证胎宝宝发育和自身能量供应的基础和前提。长期主食的摄入不足，会造成准妈妈酮症酸中毒，还有可能加剧孕初期的呕吐、恶心的感觉。一般来说，一天才吃 100 克 ~ 150 克米饭的准妈妈，很容易出现能量不足和上述的不良反应。

另外，专家建议，准妈妈平时吃的米、面不要过分精细。准妈妈应该尽量选择中等加工程度的米面。另外，准妈妈的主食不要太过单一，最好把精粮、杂粮、干豆类掺杂食用，粗细搭配，有利于获得全面营养，提高蛋白质的营养价值，提供足够的基础能量，提供不同的矿物质和多种维生素。

准妈妈在孕早期由于孕吐反应，应该尽可能选择容易消化的食物，少食多餐，保持每日 300 克 ~ 400 克主食的量就比较合适。

科学补铁，预防贫血

铁是血液中最重要的元素，补充足量的铁元素对孕期准妈妈预防贫血，保证胎宝宝的健康发育发展都有很好的作用。那么准妈妈该如何科学地补铁呢？

多吃含铁丰富的食物

从孕前到孕早期，都是准妈妈需要注意补铁的重要时间段。补铁准妈妈要注意多吃瘦肉、家禽、动物肝及动物的血制品。另外，豆制品中含铁量也是比较多的，肠道对于豆制品中铁元素的吸收率也比较高，一些补铁效果不是很好的准妈妈们可以注意摄取

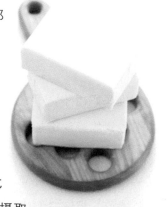

一些豆制品来补铁。在主食方面，准妈妈多吃面食，因为面食较大米来说含铁多，肠道对面食的吸收也比对大米吸收好。

多吃有助于铁吸收的食物

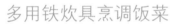

新鲜的水果和蔬菜对准妈妈补铁也有很重要的意义。它不仅能够补铁，而且其中所含的丰富的维生素C还可以促进铁在肠道的吸收。因此，准妈妈在吃富铁食物补铁的同时，可以一起多吃一些新鲜水果和蔬菜，也有很好的补铁作用。

另外，准妈妈最好同时食用鸡蛋和肉，瘦肉可以提高鸡蛋中铁的利用率。或者鸡蛋和番茄同时食用，番茄中的维生素C可以提高铁的吸收率。

多用铁炊具烹调饭菜

中国人做饭时，传统习惯使用铁质炊具，如铁锅、铁铲。现代医学认为这是一个非常好的习惯，因为做菜时使用这些传统炊具，在烹制食物时会产生一些小碎铁屑溶解于食物中，形成可溶性铁盐，这些铁盐容易被肠道吸收，对准妈妈铁元素的补充有非常好的效果。

"坏脾气"准妈妈饮食推荐

准妈妈由于怀孕，体内的激素分泌会发生变化。尤其是在孕早期，准妈妈由于激素的分泌增加，会产生一定的紧张、焦虑、抑郁等不良情绪反应。这些不良情绪会对胎宝宝的发育造成一定的不良影响，那么我们该如何改善它呢？其实，食疗就是一种简单有效的方法。下面针对准妈妈容易出现的问题，给您一些建议，相信它们能帮准妈妈们轻松赶走孕期的坏脾气。

异常愤怒

推荐食物：**瓜子**

瓜子功效：瓜子富含 B 族维生素和镁，它

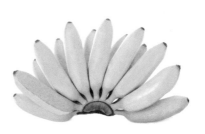

们帮助准妈妈消除火气，保持血糖浓度，保持好心情。此外，

瓜子属于坚果类食物，和核桃有异曲同工之妙，且瓜子对改善准妈妈叶酸缺乏

也大有帮助。

食用方法：每次饮用酸奶时，事先在酸奶上面撒上一把瓜子仁即可。

注意事项：瓜子的油脂含量较大，大量摄入不仅会使热量增加，而且还会

使血脂升高。所以准妈妈每天食用瓜子的数量不宜过多，每天30粒左右最合适。

情绪低沉

推荐食物：**香蕉**

香蕉功效：造成准妈妈情绪紧张的最主

要原因是镁的缺乏，而香蕉是一种富含镁

元素的水果，因此适量的多吃一些香蕉

可以缓解准妈妈早期紧张情绪。

另外在怀孕早期，由于胎宝宝的发展，增大的子宫会逐渐压迫静脉，进而

使肠道蠕动的速度减缓，因此，很多准妈妈在孕期很容易出现便秘的症状。而

香蕉又具有很好的通便作用，所以，多吃香蕉还能使准妈妈的大便通畅。

推荐食谱：**香蕉奶昔**

食谱原料：新鲜的香蕉 1 根，纯鲜牛奶 250 毫升，蜂蜜适量

食谱做法：

1. 将香蕉切段放入搅拌机，一根香蕉一般切 6 段左右比较合适。

2. 将牛奶倒进搅拌机里，搅拌 2 分钟左右。

3. 拌好的香蕉奶昔盛出来，根据准妈妈的口味适当加些蜂蜜增强口感。

注意事项：在怀孕期间出现水肿现象的准妈妈，由于生香蕉性寒，所以要

尽量避免生吃香蕉。如果确实需要食用的话，准妈妈最好事先将香蕉煮熟，等

香蕉的寒性减退后再食用。

焦虑、神经质

推荐食物：**燕麦**

燕麦功效：当准妈妈焦虑时，一定要注意补充适量的 B 族维生素。燕麦当中富含的 B 族维生素有助于平衡中枢神经系统，可以让准妈妈安静下来，缓解焦虑的情况。

除此之外，燕麦粥还能缓慢释放能量，可以保证准妈妈的血糖不会出现忽然升高的情况。而血糖的忽高忽低也是令准妈妈神经紧绷、焦虑的原因之一。

推荐食谱：**燕麦粥**

食谱原料：燕麦 50 克，纯净水 150 毫升，酸乳酪、苹果丁各适量。

食谱做法：

1. 在锅中倒入纯净水，将水煮沸。

2. 待到纯净水沸腾之后，把燕麦加入水中，再用文火煮 10 分钟。

3. 根据准妈妈的口味加上普通酸乳酪、一些苹果丁就可以食用了。

注意事项：燕麦除了富含 B 族维生素之外，还有通大便的作用，有便秘现象的准妈妈可以适当食用燕麦。但注意，一次避免吃得过多，吃多了可能会造成胃痉挛或胀气。

反应慢，昏昏欲睡

推荐食物：**鸡蛋**

鸡蛋功效：鸡蛋当中富含胆碱，胆碱是 B 族维生素复合体的一种，对记忆力的提升有很大的帮助，还可以使人的注意力更加集中。

此外，鸡蛋内还含有人体正常活动所需的多种蛋白质。如蛋黄中的卵磷脂、甘油三酯、胆固醇和卵黄素，它们对神经系统和身体发育又很大的作用，可改善思维能力。对于孕期出现反应慢、昏昏欲睡的准妈妈来说适量吃一些鸡蛋制品有助于改善这些问题。

推荐食谱：**炒鸡蛋**

食谱原料：鸡蛋 2 个，油、盐各适量。

食谱做法：

1. 在锅内预热一些食用油，然后把鸡蛋打碎，放入锅里边翻炒。

2. 加入适量的盐，将炒好的鸡蛋盛出。

注意事项：准妈妈在吃鸡蛋的时候，谨记鸡蛋最好不要生吃。生吃鸡蛋不仅不卫生，而且极易引起细菌感染。

另外，茶叶蛋也要尽量少吃，因为茶叶当中含有很多的酸化物质，它们与鸡蛋中的铁元素结合，对胃会有一定的刺激作用，从而影响胃肠的消化功能，可能会导致胎宝宝某些营养成分不足。此外，鸡蛋是高蛋白食品，过多的吃会增加肾脏的负担。准妈妈一般每天吃两个鸡蛋就足够了。

压力大

推荐食物：牛肉

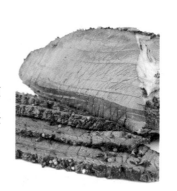

牛肉功效：缺铁易使人感觉疲劳、心情抑郁。牛肉除富含蛋白质以外，还是铁剂的来源。准妈妈在孕期要为胎宝宝提供发育的营养，往往会有轻微的妊娠期贫血，如果准妈妈能保证每天吃 100 克牛肉，可减轻疲劳和改善抑郁。

推荐食谱：西红柿炖牛肉

食谱原料：牛肉 100 克，西红柿 1 个，油、葱、姜、糖、盐、酱油、高汤各适量。

食谱做法：

1. 将牛肉、西红柿洗净后切块。

2. 向锅内加入适量食用油，加葱姜小炒一会儿，后倒入牛肉翻炒。

3. 炒到快熟的时候，加入高汤，在没有高汤的时候也可以用开水替代，汤水没过牛肉就可以了。

4. 大火烧至水开，撇去浮沫，同时依准妈妈自己的口味加适量的酱油、糖、盐。

5. 转小火炖至少 1 小时。

6. 加入西红柿，等西红柿熟透，关火出锅，就可以食用了。

第**8**周 "拓宽领地"

爱的指南针

准妈妈指南：第8周，准妈妈的腹部看上去虽然很平坦，但是子宫却已经如鹅卵一般了，子宫增大而且变得柔软。子宫成长时腹部会感到有些痉挛，甚至瞬间的剧痛。小便的次数和频率可能会大大超过平时，呕吐的强烈程度与激素数值成正比，怀多胞胎的准妈妈会感觉更恶心。对气味变得敏感，也不愿吃东西。但准妈妈还是要尽量吃一些有营养的食物，为胎儿发育提供足够的养分。这个时期特别容易流产，准妈妈一定不要做剧烈运动，家务及外出时间要减少。

准爸爸指南：这个时期，准妈妈需要的是家人的关心和帮助，准爸爸可以和准妈妈一起聊聊即将出生的宝宝和以后你们的幸福生活，这样可以排解准妈妈的忧虑。准爸爸还要克制性欲望，预防流产。同时要理解准妈妈由于内分泌的改变，对性生活没多大兴趣，准爸爸要多用其他方式去交流夫妻感情。

胎宝宝指南：怀孕第8周，胎儿大约有2厘米长了，看上去像颗小葡萄了。他的心脏和大脑已发育得非常复杂，牙和腭开始发育，耳朵也在继续成形。小宝宝已经长出了阑尾和胰腺，胰腺最终会分泌胰岛素帮助消化。他的肝脏正在忙着制造红细胞，有一段肠管已开始发育，脐带现在已经有着清晰的血管，并开始往胎儿身体来回输送氧气和营养了。胚胎的尾部正在消失。

吃一些增强食欲的食物

怀孕时，最让人感到不适的莫过于食欲缺乏。该怎样增强食欲，让准妈妈与胎宝宝都能得到均衡的充足的营养，相信是每个准妈妈都很关心的话题，下面就由产科医师和美食家告诉你吃点儿什么，让自己食欲大开。

少量多餐，避免脱水

如果准妈妈长期出现持续性的恶心、呕吐，则有必要去正规医院进行一次检查了，如肠胃炎、肝炎、尿道炎等都有可能出现上述情况。

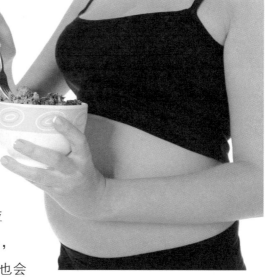

针对出现了这些现象的准妈妈，专家建议最好采用少量多餐的方式，在选择食物的时候，应该避免准妈妈不喜欢的食物。另外，由于某些维生素片或铁剂不良反应也会引起呕吐，这时可以停止服用这些药物。

瓜果——开胃必备武器

虽然瓜果在中医学中被定性为性凉的食物，不适合多吃，不过，对于食欲不振的准妈妈来说，只要注意适量，就无须担心性凉的问题。

下面为您介绍一些适合准妈妈食用的水果和食用方法。

陈皮

陈皮堪称广东人心目中的养生圣品，陈皮具有养胃保胃的作用，它可让人体肠胃功能愈趋健全。因此，广东人几乎家家有陈皮，随时用来入菜、泡水喝，所散发的清香气味，对胃口不好的人别有一番吸引力，因此也具有很好的提高食欲的作用。

食用方法：

1. 煮白粥：用水和大米煮粥时，加上几片陈皮，让白粥平添淡淡清香。

2. 陈皮红豆紫米粥：先将陈皮与红豆（红豆一碗）一起煮到滚，再加入一半的紫米，继续文火熬煮到开。

橙子

橙子不仅可去油腻，其独有的宜人香气，对振奋食欲有很大的帮助。

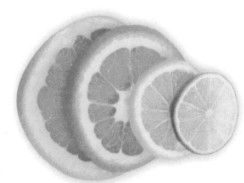

食用方法：

1. 橙子起司：可以单吃，也可以用来涂抹面包。特殊的香味会让准妈妈胃口大开。

2. 橙子果酱：配上烤过的吐司，是一种不错的适合准妈妈的早餐选择。

金橘

　　金橘当中含有丰富的维生素 C，可防风祛寒、润喉，降低感冒的发生率。另外，金橘蜜饯可以开胃，饮金橘汁能生津止渴，它酸甜可口的味道对准妈妈开胃提升食欲效果不错。金橘对保护呼吸道也有帮助，将金橘视为准妈妈的食疗保健品，是再合适不过的了。

　　食用方法：

　　1. 直接吃：酸甜的口感既开胃，又可以润喉爽声。

　　2. 金橘柠檬茶：由于准妈妈的特殊生理条件，不适合喝冰饮，这个时候，泡一壶温温的金橘柠檬茶喝，很能提高食欲。但是，要注意的是，准妈妈千万不要空腹喝金橘柠檬茶。

　　3. 金橘果冻：盛夏时，可在菊花茶中加入金橘，做成果冻，不仅消暑，也有很好的开胃作用。

各式凉拌菜

　　专家指出，小黄瓜比大黄瓜更具开胃效果，这也是为何小黄瓜常做开胃凉拌小菜。其他如小西红柿、苦瓜等，也是凉拌菜的好选择，不仅开胃，而且不增加肠胃负担。以下介绍一些简易的适合准妈妈吃的开胃凉拌菜。

　　1. 小黄瓜拌粉皮：这是一种非常常见的凉拌菜，虽然市场上有现成的酱料，但是专家建议酱料最好还是自己调。因为，在调制的过程中可根据自己的实际口味调制，然后根据准妈妈的个人口味调味，就是开胃凉菜的最重要一步了。

　　2. 凉拌苦瓜：在市场里挑白一点儿的苦瓜，经过开水烫过后，先过冷水再

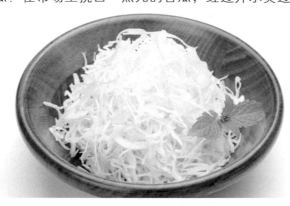

冰镇，冰镇之后切成薄片。搭配上沙拉酱、西红柿酱或千岛酱，别有一番风味。相信食欲缺乏的准妈妈一定会胃口大开的。

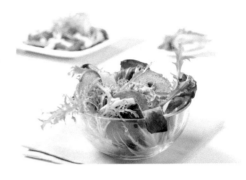

3. 小西红柿沙拉：红色小西红柿味道不酸，而且具有大量的食物纤维素。对改善食欲和便秘问题都有很好的效果。准妈妈在家里自制小西红柿沙拉的时候，可用红、黄小西红柿，蘸上喜欢的沙拉酱。

4. 凉拌秋葵：将秋葵用热水烫熟后，切成小段，蘸着准妈妈喜欢的沙拉酱或酱油，也是一道不错的开胃菜。

吃一些缓解便秘的食物

准妈妈非常容易出现孕期便秘。为了预防便秘的发生，准妈妈应该适量的运动，早晨起床后，先喝一杯温开水，平时要养成良好的大便习惯。在饮食方面也要稍微注意一些，平时饮食要含有充足的水分，要多吃含纤维素较多的新鲜蔬菜和水果。

当准妈妈已经出现便秘时，切忌乱用泻药，泻药使用不当很容易引起流产、早产等严重后果。现在就由我来为您介绍几则缓解便秘问题的粥疗方法：

核桃粥

1. 取成熟的核桃仁 4 个，再添加粳米 100 克左右。

2. 把核桃仁捣烂和粳米一起用文火煮成粥。

适用于体虚肠燥的孕期便秘准妈妈食用，来改善便秘问题。

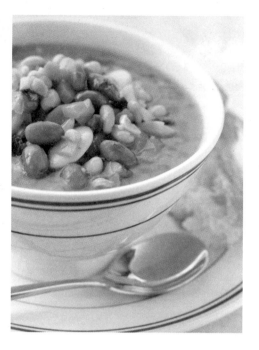

芝麻粥

1. 先根据准妈妈需求取适量的黑芝麻，淘洗干净后，晒干炒热研碎。

2. 每次取 30 克研碎的黑芝麻和粳米 100 克用文火煮粥。

适用于身体虚弱、头晕耳鸣的孕期便秘的准妈妈食用。

酥蜜粥

1. 选取酥油 30 克、蜂蜜 50 克、粳米 100 克。

2. 将粳米加水煮沸，然后兑入酥油和蜂蜜，用文火煮成稠粥。

适用于阴虚劳损等便秘的准妈妈食用。

柏子仁粥

1. 将柏子仁 30 克洗净去杂捣烂。

2. 加粳米 100 克煮粥，服时兑入蜂蜜适量。

适用于患有心悸、失眠的孕期便秘的准妈妈食用。

无花果粥

1. 选取无花果 30 克、粳米 100 克。

2. 将粳米加水煮沸，然后放入无花果煮成粥。服时根据准妈妈的个人口味加适量蜂蜜和砂糖。

适用于有痔疮及便秘的准妈妈食用。

吃鱼进补要注意

鱼作为一种美食，深受大家的喜爱，但是准妈妈吃鱼有没有什么特别的需要注意的地方呢？答案是肯定的。有一些鱼类食品对准妈妈和胎宝宝是有好处的，但是有一些鱼类食品由于环境或者鱼类自身的原因，可能对胎宝宝的发展就有一定的弊端了。

准妈妈适宜吃的鱼

墨鱼

墨鱼有滋肝肾、补气血、清胃去热等功能。对于准妈妈来说，更有养血、明目、通经、安胎、利产、止血、催乳等功能。

鲤鱼

鲤鱼有健脾开胃、利尿消肿、止咳平喘、清热解毒等功能。同时，准妈妈食用还有安胎通乳的功效。

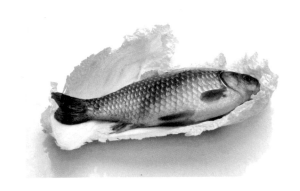

黑鱼

黑鱼有补脾利水、去瘀生新、清热祛风、补肝肾等功能。准妈妈吃清蒸黑鱼可催乳补血。

鲢鱼

鲢鱼有温中益气、暖胃、润肌肤等功能，鲢鱼属于温中补气养生食品。对于准妈妈而言，豆腐煮鱼就是一种很好的搭配方式，两种高蛋白食物的氨基酸得以互补，对准妈妈和胎宝宝发育更好。

鲫鱼

鲫鱼有益气健脾、利水消肿、清热解毒、通络下乳等功能。用鲜活鲫鱼与猪蹄同煨，连汤食用，可以治疗准妈妈少乳。鲫鱼油还有利于心血管功能得改善，有降低血液黏度的功效，促进血液循环，对准妈妈的心情愉悦有很好的促进作用。

准妈妈不适宜吃的鱼

汞污染的鱼

一般鲨鱼、大耳马鲛、剑鱼、方头鱼等体内汞含量相比别的食用鱼较高，不建议准妈妈们食用。因此，准妈妈们在怀孕和哺乳期间最好不要吃这些鱼。

金枪鱼

还需要注意的是金枪鱼，他们体内的汞含量也相当高，因此，准妈妈还应该限制金枪鱼的摄入量，专家建议每周尽量不超过 170 克金枪鱼。

三文鱼

吃三文鱼也是有一定风险的，但三文鱼有风险的原因和前面说过的汞污染没有联系。最近一些研究表明，与野生的三文鱼相比，人工饲养的三文鱼体内含有较高水平的多氯联苯、二噁英和其他污染物。虽然三文鱼体内汞的含量很低，而且同时还富含促进大脑发育的 ω-3 脂肪酸，如果您没有可靠的方法来判断超市里销售的三文鱼是否是野生的话，为了安全起见，准妈妈们还是暂时把三文鱼从你孕期的食谱中拿掉吧。

Part 3

好孕 9~12 周

口味大变

第9周

爱的启程

爱的指南针

准妈妈指南：第9周了，准妈妈你适应了怀孕的各种症状了吗？恶心、呕吐的反应快要结束了，再坚持一下。这周准妈妈的体重还不会增加太多，但是乳房会更加膨胀，乳晕、乳头颜色变深。这时，你就需要换大一点儿让自己舒服一些的胸衣了。准妈妈这阶段饮食上要注意减少盐分的摄入，多吃蔬菜、水果，注意腹部不要受压迫，多聆听优美旋律，保持愉悦的心情。

准爸爸指南：这阶段要让准妈妈避免过度劳动，家务要尽量由准爸爸来承担，注意给准妈妈营造一个安静舒适的环境。同时要及时关注准妈妈的身体状况，如果准妈妈下腹疼痛或者少量出血时，可能是流产的征兆，应该立即去医院就医。

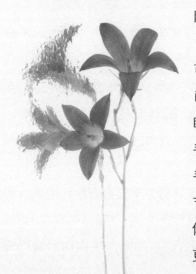

胎宝宝指南：第9周，大约有2.5厘米长了，可以被名正言顺地称作胎儿了。胎儿的小尾巴已经消失，现在所有器官、肌肉、神经开始工作。眼睑几乎可以盖住眼睛。出现了手和脚，但是手指、脚趾是连在一起的。胎儿的胳膊也变长了，手可以在手腕的地方弯曲活动。膝关节和肘关节已经形成，也能够弯曲，他的双脚可以在身体前面交叉了。随着躯干的伸展，胎儿的头部更加直立。但现在胎宝宝的外生殖器还没发育完全，目前还不能分辨出胎宝宝的性别。

多吃富含维生素 B₆ 的食物

孕 9 周要尤其注意营养的摄入，在各类营养元素中，维生素 B_6 是占有相当地位的营养素之一。那么维生素 B_6 究竟有何作用，各位准妈妈又该如何摄入呢？

维生素 B_6 作用不可忽视

维生素 B_6 与准妈妈的食欲以及营养摄入有相当密切的关系。可以有效促进准妈妈食欲，减轻准妈妈的早期呕吐现象，能够有效促进准妈妈身体内蛋白质、脂肪、碳水化合物以及某些激素的代谢。

正常人每日需要维生素 $B_6$1.6 毫克 ~ 2 毫克。缺乏维生素 B_6 可引起贫血、脂溢性皮肤炎、舌炎等。准妈妈如果缺乏维生素 B_6，会加重早孕反应，使妊娠呕吐加剧，进而造成脱水，最终导致胚胎早期营养不良。所以，准妈妈要注意摄入富含维生素 B_6 的食品。

哪些食物含有维生素 B_6

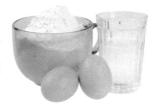

既然维生素 B_6 如此重要，肯定准妈妈都非常好奇究竟哪些食物含有维生素 B_6 呢？我们究竟如何获取维生素 B_6 呢？

首先要告诉大家的是人体肠道细菌也是能合成维生素 B_6 的。所以，不必为了维生素 B_6 而过于担心。

维生素 B_6 在麦芽糖中含量是最高的了，那么如何获取麦芽糖呢？可以直接食用麦芽糖，也可以选择食用一些富含维生素 B_6 的食品如香蕉、马铃薯、黄豆、胡萝、核桃、花生、菠菜等。另外在瘦肉、鸡肉、鸡蛋、鱼等食物中维生素 B_6 含量也是很多的。

我们在这里推荐大家食用的食物是马铃薯。马铃薯不仅富含粗纤维素，而且含有丰富的维生素 B_6、维生素 C，对缓解孕早期厌油腻、呕吐现象，防止便秘有很好的效果，也是准妈妈妊娠中、晚期防治妊娠期高血压疾病的食疗保健品。

通过食物补充各种维生素

维生素在体内的含量很少，但在人体生长、代谢、发育过程中却发挥着重要的作用。尤其是对于准妈妈来说，作用更是不可小视。维生素有很多种，每种维生素都有不同的作用。那么如何补充各类维生素，如何才能使准妈妈得到充分的营养呢？

孕期重点维生素

要想补充各种维生素，首先要明确准妈妈究竟需要补充哪些维生素？准妈妈孕期需要补充的主要有维生素 B_1、维生素 B_2、维生素 B_6、维生素 B_{12}、维生素 C、维生素 D 等。

各类维生素对准妈妈的作用是不一样的，下面就将各类维生素的具体功效向您做详细介绍。准妈妈可以对照自己的身体，看看自己是不是缺乏维生素，看看自己到底缺乏哪种维生素。

1. 维生素 A

维生素 A 具有促进生长发育的功能，能够维持机体正常免疫功能，如果缺乏，有可能引起流产、胚胎发育不良、幼儿生长停滞及骨骼、牙齿形成不良。

2. 维生素 D

维生素 D 会影响胎儿的骨骼发育，也会导致新生儿的低钙血症、婴儿牙釉质发育不良以及母亲骨质软化症。

3. 维生素 E

维生素 E 具有抗氧化和促进蛋白质更新合成以及增强机体免疫功能和抗衰老作用，缺乏维生素 E 会影响胎盘及胎儿的发育，甚至造成胎儿死亡。

4. 维生素 C

维生素 C 能助准妈妈预防缺铁性贫血，能助胎儿维持骨骼与牙齿正常发育和正常的造血功能。缺乏维生素 C 可导致坏血症，准妈妈缺乏维生素 C 可出现皮下出血，牙龈肿胀出血等症状，并且易患病毒性感冒，增加胎儿致畸的危险性。

5. 维生素 B_1

准妈妈缺乏维生素 B_1 会出现小腿酸痛及心动过速等病症。

6. 维生素 B_2

维生素 B_2 对于促进体内代谢，维持生命活动，促进胎儿和婴幼儿的生长发育具有重要作用。如果维生素 B_2 缺乏，可引起或促发孕早期妊娠呕吐。

7. 维生素 B_{12}

维生素 B_{12} 是一种含钴的维生素，准妈妈缺乏维生素 B_{12} 可患贫血，还可使胎儿畸变发生率增加。

哪些水果富含维生素

1. 苹 果

苹果对肠胃功能具调节作用，可有效缓解孕吐。

2. 提 子

富含铁、磷、钙、有机酸、卵磷脂、胡萝卜素及维生素 B_1、维生素 C 等，对于改善准妈妈血色不足、血压偏低有显著作用。提子还有安胎作用，而且有助胎儿发育。

3. 西 柚

含有天然叶酸。能够满足胎儿身体成长的需要。

4. 火龙果

具有排毒功效，很适合准妈妈们食用。

5. 杨 桃

杨桃中糖类、维生素 C 及有机酸含量丰富，且果汁充沛，能迅速补充准妈妈体内的水分，利于小便排出，消除疲劳，促进食物的消化。

食补维生素注意事项

虽然水果鲜美，但是有一些水果是绝对不能食用的。

1. 菠萝中含有蛋白酶，对人的皮肤、血管等有一定的副作用。准妈妈食用后容易出现呕吐、腹痛、腹泻，同时还出现过敏症状，如头疼、全身发痒、四肢及口舌发麻，严重者还会出现呼吸困难、休克等症状。

2. 桂圆性温太热，准妈妈食用桂圆，往往有大便干燥、口干、肝经郁热的症候。不仅不能保胎，反而易出现漏红、腹痛等先兆流产症状。因此，准妈妈不宜吃桂圆。

3. 山楂对子宫有收缩作用，如果准妈妈大量食用山楂，就会刺激子宫收缩，甚至导致流产。

饮食宜清淡

准妈妈怀孕期间会出现严重的妊娠反应，胃口变得极为不好，也不敢乱吃东西。怀孕初期准妈妈饮食宜清淡，切忌盲目进补，要注意营养的均衡，同时要避开味道过重或者刺激性食物，那么怀胎十月，究竟应该如何打理孕期的饮食呢？

饮食口味

准妈妈对食物应该说是相当敏感的，准妈妈的饮食口味应当是怎样的呢？原则上，准妈妈的膳食应以清淡、少油腻、易消化为主。比如吃一些面包片、烤馒头片、饼干、牛奶、藕粉、稀粥、蜂蜜及各种新鲜水果等。避免过于油腻的食品。

哪些食物最受青睐

准妈妈应摄入的清淡食物有哪些呢？其实在饮食上，各位准妈妈还是有很多选择的。

怀孕的头 3 个月要注重营养素的质量，膳食既要营养充足又要丰富，以蛋、奶、禽类、豆类等优质蛋白为主。准妈妈在食物品种方面应强调多样化，大米、面等主食，小米、玉米等杂粮以及蛋类、牛奶、蔬菜，以及海产品等都是准妈妈所必需的。

少食油腻食物，吃饭时少喝饮料和汤，不喝咖啡，不食辛辣等刺激性食物。

滋补汤补营养

说到清淡滋补，莫过于各类滋补汤了。准妈妈在孕期各种营养都要跟得上，我们建议准妈妈可以喝较清淡点儿的鸡汤，以及鲫鱼汤、猪肝菠菜汤等。

不可滥用黄体酮

所有的准妈妈都对"流产"这个词很敏感，一旦有了流产先兆，就会不知所措。在有流产先兆去医院时，医生一般都会告诉各位准妈妈选择黄体酮来治疗，但是有好多准妈妈对黄体酮并不了解，那么黄体酮究竟为何物？黄体酮会不会有什么危害？如何正确使用黄体酮呢？下面我们将为您解答。

何谓黄体酮

黄体酮是由卵巢黄体分泌的一种天然孕激素，可以说是一种天然保胎药，卵巢排卵后即形成黄体，色黄如野菊花状，能分泌孕激素和雌激素。

黄体酮能使子宫黏膜内腺体生长，子宫充血，内膜增厚，为受精卵植入做好准备。并且可以促使乳房充分发育，为产乳做准备。对于减少先兆性流产、习惯性流产等有明显疗效。

如何补充黄体酮

知道了黄体酮的益处之后，好多准妈妈应该都会问，那么如何才能补充黄体酮呢？

目前来讲，黄体酮的摄入主要包括两种，一种是食补，还有一种是药补。食补主要是指大豆以及桃子、柚子、草莓、猕猴桃、鸭梨等。而药补主要是通过注射黄体酮以及口服黄体酮药物来实现。

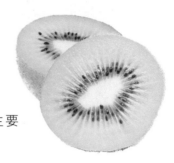

滥用黄体酮的危害

正确使用黄体酮则能够达到安胎的效果，而滥用黄体酮则危害不浅。

滥用黄体酮不但不能改善胚胎的发育，反而会对子宫产生抑制作用，使子宫的收缩功能减弱，从而降低子宫排出异物的能力。这样反而会增加准妈妈流产的可能性，甚至引起准妈妈出血增多，以及出现继发感染等并发症。

长期使用黄体酮可引起子宫内膜萎缩、月经量减少，并容易发生阴道真菌感染。滥用黄体酮的危害还有突破性出血、体重增加或减少、乳房肿胀、恶心、头晕、头痛等多种不良反应。

另外人工合成的黄体酮制剂副作用也比较多，很可能会导致女婴的外生殖器官男性化，引起母体子宫内膜的腺体发育不良，从而影响胚胎正常的生长发育。

正确做法是什么

黄体酮属于处方药，并且具有一定的副作用，所以不可擅自使用黄体酮，要在医师的指导下谨慎使用。任何的药物都有副作用，如果体内黄体酮水平不低，我们就不需要通过黄体酮来保胎。

黄体酮也不是万能的保胎药，它只适用于因黄体酮不足引起的流产患者，而那些因不良的遗传因素、环境因素、母体疾病等导致流产，则不能用黄体酮进行保胎治疗。

目前临床上应用天然黄体酮针剂或栓剂保胎是合理和安全的。所以，对于黄体酮使用谨遵八个字"用药谨慎，谨遵医嘱"。

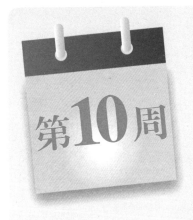

第10周　调养情志

爱的指南针

准妈妈指南：进入怀孕的第10周，你的体形开始发生变化，体重开始迅速增加，乳房变得更大了。其皮脂腺肥大形成散在的结节状隆起。由于受孕激素的影响，这个阶段你的神经很敏感，情绪波动会很大，这是准妈妈心理变化必经阶段，所以你要调整心态，控制情绪，多接触美好的事物，让自己有一个愉快的孕期。这周可以适当增加鱼的摄入，胎儿可以获得大量的DHA，有助于脑细胞快速增长。

准爸爸指南：作为准爸爸，这阶段要更加关心准妈妈，最好承担起全部家务，让妻子远离厨房；同时还要努力维持准妈妈情绪的乐观和稳定，切忌让她大喜或大悲；再者还要激发妻子的爱子之情，这样能更好地爱护胎儿；最后注意保暖防寒，不要让准妈妈感冒。

胎宝宝指南：怀孕第10周了，胎儿的身长大约有4厘米了，体重达到10克左右。他的身体各部分如肌肉、神经等的发育都在步入正轨。他的肾、肺、生殖器和胃肠系统都已存在，只是还没有发育成熟，他的肝脏继续制造着红细胞。他的头虽小，但仍占整个身体长度的一半左右。由于大脑的发育，他的前额位于头部的上端，高高地向前凸出，随后胎宝宝凸起的前额会后缩。胎儿的耳朵塑造功能也已经完成。这阶段宝宝的手腕和脚踝发育完成，并清晰可见，宝宝的手臂更长，肘部更弯曲。

三餐定时定量很重要

准妈妈营养是非常必要的，而这些营养大部分都是从一日三餐中获取的。所以准妈妈尤其要注重一日三餐。但是也有不少的准妈妈存在顾虑，吃得太少了怕宝宝的营养跟不上，吃得太多了又会发胖，并且吃得不合适了还会引发一系列的疾病，那么究竟该如何安排准妈妈的一日三餐呢？下面我们来为你揭晓答案。

三餐定时

常人的一日三餐尚且要规律，准妈妈的一日三餐就更不能忽视。我们普遍认为规律的三餐时间是 6：30 ~ 8：30 吃早饭，11：30 ~ 13：30 吃午饭，18：00 ~ 20：00 吃晚饭。我们通常所说的"早吃好，午吃饱，晚吃少"，准妈妈同样要遵循这样的进食规律。这么说是有一定的科学依据的。早上要提供给我们一天的能量，当然要吃好；而到了中午，上午摄取的能量已经消耗殆尽，所以一定要选择高热量的食物及时进补；到了晚上我们马上就要入睡了，为了给我们的胃减少压力，不能进食太多。

三餐定时摄入，既不会让准妈妈发胖，同时又能使准妈妈能够摄入充足的营养物质。但同时我们也要提醒各位准妈妈注意，一定要减少外食的机会，拒绝快餐店的诱惑。因为，外面的食物多是高油、高盐、高糖的，这对准妈妈是非常不利的，严重者可能会造成准妈妈的高胆固醇、高热量。

三餐定量

三餐定时能够确保准妈妈的规律饮食，而三餐定量则能够影响准妈妈的进食质量和营养摄入。准妈妈不可以盲目进食，不可以胡吃海喝，一定要记住你肚子里的宝宝需要摄入营养。

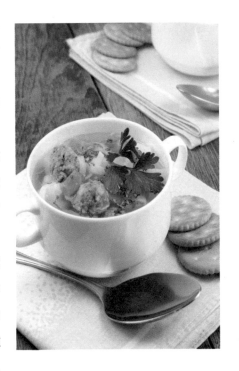

早餐可以食用一些富含纤维的全麦类食物，并搭配质量好的蛋白质类食物，比如牛奶、鸡蛋等。丰富的 B 族维生素，对于维持准妈妈的体力非常关键。

午餐一般要吃一些补充元气的营养饮食，可以吃些高热量食物，确保下午的体能。但同时要注意摄入一些蔬菜水果，在保证充足能量的同时还可以补充充足的维生素，并减少困乏感，为准妈妈清脑提神。

晚餐越简单越好，千万不要吃太多，晚餐吃太多会延长消化时间，从而影响睡眠质量。

为了保证母体有良好的营养摄入，生出一个健康的婴儿，除此之外还需要特别避开含咖啡因的饮料或食物，少吃辛辣的食物。准妈妈可少量多餐，注意合理的营养搭配，平衡膳食，既无不足也不会过剩。

常吃苹果有益健康

苹果被医学界誉为"天然健康圣品"，它的益处不言而喻。那么苹果究竟对准妈妈有没有益处呢？

苹果营养很全面

苹果在我国是非常常见的一种水果，其味道酸甜可口，并且营养价值非常丰富。那么苹果中到底含有哪些营养成分呢？

苹果皮含二十八烷醇，苹果果肉中含有糖类、果胶、蛋白质、钙、磷、铁、钾、锌和维生素 A、B 族维生素、维生素 C 及膳食纤维，另含苹果酸、酒石酸、胡萝卜素等营养素，可以为准妈妈提供全面的营养。

苹果功效多

苹果的功效不数不知道，一数还真让人为之惊叹。

1.苹果含有丰富的锌，尤其是在苹果汁中含锌量是非常丰富的。知道锌对准妈妈有什么作用吗？准妈妈体内如果含有充足的锌元素，则可以很顺利地分娩，减少分娩过程中的痛苦。除了可以给准妈妈带来益处之外，对胎儿的益处也是非常明显的，有助于胎儿的身体发育，也促进胎儿的智力发育。

2.苹果味道甜酸爽口，可增进食欲，促进消化。有很多准妈妈在妊娠早期，都会出现呕吐现象。妊娠剧吐的准妈妈进食苹果，不仅能补充维生素 C 等营养素，便于食物的消化吸收，而且可调节水、盐及电解质平衡，防止因频繁呕吐而引起酸中毒。

3.苹果中含有丰富的苹果酸和叶酸，同时也含有丰富的钙和磷等矿物质。可以起到开胃、诱发食欲的效果，而且还能防治准妈妈的骨质软化症，并且钙也是构成胎儿骨骼及牙齿所必需的成分。

4. 苹果中含的纤维素及有机酸均较多，能刺激肠壁增加肠蠕动，使粪便在大肠中不致存积过久，对于治疗准妈妈的便秘有一定的疗效。

5. 苹果中有丰富的类黄酮和其他多种抗氧化剂，爱吃苹果的准妈妈，其孩子哮喘发病率比同龄人低 37%，能有效增强肚子里孩子的抵抗力。

如何食用苹果最健康

苹果是最有营养的水果之一，但是，苹果中也含有一些有害物质，对我们的健康不利，那么，苹果到底应该怎么吃才最健康呢？

1. 吃苹果时很多人都习惯吃到苹果核，但是你知道吗？这样对健康是非常不利的，长期服用会导致中毒。

2. 现在人们为了片面追求利润，一些人常会在苹果上打上工业石蜡，这虽然可以保持水分，让苹果鲜亮有卖相，但对人体健康是非常不利的，尤其是对于准妈妈来说更是危害巨大。在食用时我们一定要对其进行彻底清洁。

3. 在早上 10 点左右吃苹果最好，这时候的苹果有利于人体消化吸收。

酸味食物不能吃太多

人们常说酸儿辣女，所以有好多准妈妈都会刻意多吃一些酸食，另外准妈妈都知道在孕期会出现"孕吐"的现象，每当出现呕吐的现象，很多准妈妈都会选择食用一些酸味食物来减少呕吐感，增加食欲。那么酸味食物到底能不能吃？我们在吃的时候又应该注意些什么呢？

谈及酸味食物的营养，不可否认酸味食物中也是不乏营养元素的，但是在看到营养价值的同时还要看到酸味食物的危害。

有些准妈妈确实喜欢食用酸味食品，比如西红柿、樱桃、杨梅、石榴、海棠、橘子、草莓、酸枣、葡萄、苹果等新鲜水果和蔬菜等，这些食品既可改善孕后发生的胃肠道不适症状，又可增加食欲和增加多种营养素，可以说是益处多多。

但是还有一些酸味食物我们是要绝对拒绝的。有些女性在怀孕后想吃酸食，于是经常大量食用各种腌菜、泡菜。这些酸味食物相对于水果蔬菜来说，摄入过多对自己的健康和胎儿的发育并没有好处。人工腌制的酸菜、醋制品虽然有一定的酸味，但维生素、蛋白质、矿物质、糖分等多种营养几乎丧失殆尽，而且腌菜中的致癌物质亚硝酸盐含量较高，过多地食用显然对母体、胎儿健康无益。

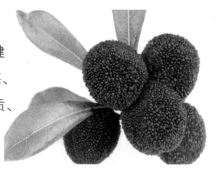

另外要尤其注意的是酸味食物中的山楂，虽然山楂中含有丰富的维生素 C，但殊不知它潜伏着多少危害，山楂中含有刺激子宫收缩的成分，很可能会引发流产或者早产，尤其是对于怀孕前期有流产预兆的准妈妈，更应该对山楂避而远之。

腹泻的食物调理方法

怀孕一般很少会引起准妈妈的腹泻，虽然不常见但是它的影响却是非常大的。腹泻对于准妈妈来说可是个非常危险的信号，它是在提醒你有流产或者早产的可能。所以对于腹泻这种现象，我们一定要重视起来，找到适当的食物调理腹泻方法。

腹泻要引起高度注意

腹泻会导致人体内部营养流失，所以要多补充营养。首先要提醒各位准妈妈的是，如果出现腹泻症状，一定不要食用油炸食物。我们可以食用的食谱有浓米汤、稀藕粉、去油肉汤、过滤后的果汁、粥、稀饭、发面蒸食、面包、软面条、面片等。另外胡萝卜、土豆、南瓜、冬瓜、茄子、丝瓜等也是可以适量食用的。

腹泻食疗注意事项

1. 有人认为，越是拉肚子越要吃一些容易消化的蔬菜，这种想法是错误的，芹菜、韭菜、豆芽、笋类等纤维类食物，吃了反而会加重病情。葱头、生萝卜等容易胀气，也要少吃。

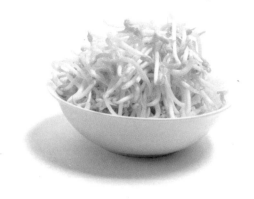

2. 腹泻的准妈妈尽量少食多餐，不宜喝牛奶，不宜食用过凉的食物，水果中则不要吃菠萝。在烹调上，可多采用蒸、煮、焖等方法。

3. 应避免食用豆类、甘蓝菜、避免喝碳酸饮料。

4. 尽量避免服用各种药物，以避免对肚子里的宝宝造成危害。但前提下不要盲目"讳药"，应遵从医生指导。

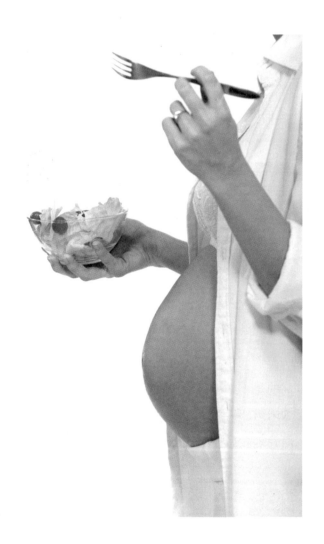

第11周 闲庭信步

爱的指南针

准妈妈指南：进入孕11周，早孕反应会大大减轻，你的食欲会慢慢变好。本周的子宫还未出骨盆。会出现尿频、便秘等反应。本周开始由于胎儿骨骼迅速地生长，因此对钙的需求加大，这时候准妈妈要注意多吃一些含钙的食品，同时也要保持蛋白质、维生素的充足摄入。

准爸爸指南：准爸爸要经常和准妈妈一起出去晒晒太阳、散散步，让准妈妈脱下防辐射服，呼吸下大自然的空气，让宝宝也来一场自由呼吸。带准妈妈进行孕检。给准妈妈积极的心理暗示，和准妈妈一起看可爱宝宝的图片，抚摸准妈妈肚子，和胎宝宝说说话，这肯定会让准妈妈心情豁然开朗的。

胎宝宝指南：孕11周是胎宝宝生长的关键一周，胎宝宝的成长速度很快，身长可达到4厘米~6厘米，体重达到12克~14克。本周末，他头部和身体的长度会基本相同；他维持生命的器官正在分化发育；宝宝细微之处也开始发育，手指甲和毳毛已经开始出现；胎宝宝幼小的四肢可以在羊水里活动了，他忙着运动，虽然幅度很小，但动作优美而舒展；胎儿的睾丸或卵巢已经长成了，这周末差不多就可以分辨胎儿性别了。

孕吐时适度进食含糖食物

大部分准妈妈都会有孕吐现象，虽然这是正常现象，可是却很折磨人。孕吐会导致食欲下降，但是宝宝的营养只能由准妈妈提供。所以缓解孕吐是非常必要的。那么如何才能有效缓解孕吐，让准妈妈安然度过孕早期呢？接下来就为各位准妈妈介绍缓解孕吐好办法。

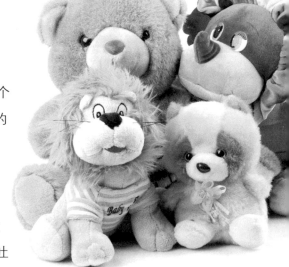

正确认识孕吐

孕吐主要是发生在的妊娠前几个月。目前为止，还没有人知道孕吐的确切原因，但这很可能是准妈妈体内发生多种变化的共同结果，人绒毛膜促性腺激素水平的迅速升高、雌激素水平的迅速升高等都是引发孕吐的原因。某些因素也会增加孕吐的概率，如超重或多胎胎等。

但是长期严重的呕吐会增加早产、低体重出生儿和体形过小新生儿概率。所以孕吐不可小视。

为何要进食含糖食物

随着孕周增加，胎儿生长发育对营养物质需求量增加，通过胎盘从母体获取葡萄糖是胎儿能量的主要来源。

足够的糖类供给还可以节约准妈妈身体内蛋白质消耗；除此之外还有保肝解毒的作用。若糖类食物摄入不足，准妈妈很可能出现血糖下降，进而出现心悸、乏力、出汗、饥饿感、面色苍白、震颤、恶心呕吐等低血糖症状，进一步发展还会出现意识模糊、昏迷等。

糖是我们身体正常生理活动的主要热能来源，对于准妈妈尤其重要。所以，各位准妈妈们，为了自己的宝宝，保证充足的糖分供应是十分必要的。

含糖食物还是很多的，白糖、红糖、蜂蜜、甘蔗、萝卜、大米、面粉、红薯、大枣、甜菜及西瓜、哈密瓜、香蕉、葡萄等水果都是含糖十分丰富的。但是同时准妈妈也要注意适量摄入，不可过量。

谷类食物还是正餐主打

谷类食物是各种米、面等食品的总称，历来是人们餐桌上必不可少的食物。谷物的营养相信各位准妈妈都有所了解，它对于常人来说必不可少，对于准妈妈来说就更是不可或缺的了。但由于近些年来人民生活水平提高，生活节奏加快以及营养知识欠缺，很多家庭的早餐只喝一杯牛奶、吃一个鸡蛋，正餐中不再有谷类食物，这种食谱是不利于健康的，尤其是对于孕期需要补充充足营养的准妈妈来说更是严重危及自身及宝宝健康的。

谷物营养不可小觑

谷类食物的主要成分是淀粉，是人体的主要热能来源。谷类食物很容易被身体消化吸收，能够为人体提供绝大部分的热量。碳水化合物能增加蛋白质在体内的合成，帮助脂肪在体内氧化供热；糖在肝脏中转化为糖原，能增强肝细胞的再生，促进肝脏的代谢和解毒作用，有利于保护肝脏。谷类食物对孕期反应如妊娠剧吐，能减轻其症状，它能够促进消化液的分泌，增进食欲。谷类食物是胎儿神经系统发育所必需的。

如果准妈妈食物中缺乏谷类，糖类供给缺乏，就容易在孕期出现疲劳、头晕、体重减轻等现象。同时，如果仅进食牛奶、鸡蛋这种高脂肪高蛋白质食物，会加重准妈妈肝、肾的负担。

对准妈妈来说，谷类食品每日食用不可少于150克，并且要注意粗细粮搭配，以利于获得全面营养和提高食物蛋白质的营养价值。

常见的谷类食物有哪些

谷类食物在我们生活中也是非常常见的，小米、小麦、玉米等都是上佳的谷类食物。

1. 小米

小米，尤其是米油，滋补效果是非常不错的。自古以来，就有"米油可代参汤"的说法，小米有健脾和胃的作用，营养价值极其高。准妈妈常喝小米粥是极佳的选择。

2. 小麦

小麦含有高膳食纤维，具有健脾胃、养心神的功效，可用小麦与大米、大枣一起煮粥服食。

3. 玉米

玉米具有健脾利湿、开胃益智、宁心活血的作用，吃玉米还可以刺激脑细胞，增强人的记忆力。准妈妈在怀孕期间通常会出现记忆力减退的现象，多食玉米是很有益的。

确保各类营养素的供给

胎儿的成长需要大量的营养元素，矿物质元素也是不可或缺的，而这些都是从母体直接获取的。因此为了保障胎儿的健康成长，准妈妈要注意及时地补充营养，尤其是一些矿物质和微量元素的补充。

矿物质元素的巨大作用

大部分的准妈妈都注意到了蛋白质等的摄入，但还是会忽视一些矿物质元素的摄入。矿物质是构成人体组织和维持正常生理功能的必需元素，如果准妈妈缺乏矿物质，就会出现妊娠贫血、小腿抽搐、容易出汗、夜间惊醒等症状，并且更严重的是会增加胎儿先天性疾病的发病率。

尽管氟、碘、硅、硒、铬、钴、铁、锂、锰、钼、镍、铜、钒、锌和铝、银、金、铋、锗等这些微量元素只占人体重量的万分之一，但都是人体必不可少的微量元素。如果缺乏微量元素就会罹患多种疾病，而对症食用含有微量元素的食物则有利健康。

准妈妈必须准备与补充的营养物质包括优质蛋白质或蛋白质补充物、脂肪或脂肪补充物、矿物质与维生素、碳水化合物、纤维素等。无论从计划怀孕到怀孕的全过程，每个准妈妈都要注意补充营养物质，准妈妈每天摄入的食物、蔬菜、肉类、鱼类、禽类、蛋类、水果等中，都要注重各种营养物质的摄取。

如何补充矿物质

准妈妈应注意合理补充矿物质，那么具体应如何补充呢？需要摄入的微量元素又有哪些呢？

1. 铁

铁具有补血的功效，准妈妈在孕期需要补充充足的铁，在分娩时也会出血，更需要补充铁。那究竟哪些食物含有铁呢？动物肝脏、绿色蔬菜等都是补铁的好食物。

2. 钙

怀孕的妈妈需要提供充足的钙质来帮助体内胎儿的骨骼发育，所以我们通常讲准妈妈很容易缺钙，并且产后要分泌乳汁也少不了钙。所以，准妈妈多吃一些钙质丰富的食物是非常有必要的。对于补钙来说，鱼当然是首选了，除此之外虾皮、牛奶、豆制品和绿叶菜、干果类、芝麻等也都是很有效的。

3. 碘

碘具有维持机体正常代谢、促进生长发育的重要作用。碘缺乏对宝宝智力及体格发育可产生不可逆性损害，形成所谓的"呆小病"。准妈妈、乳母以及婴儿是碘缺乏的高危人群，加碘食盐是预防准妈妈和乳母碘缺乏的重要、有效措施。含碘较多的食物有海带、紫菜、海蜇、海虾等。

4. 锌

锌是人体内重要的微量元素，它可增强人体免疫系统的功能，维持皮肤组织正常。孕早期缺锌可能会导致胚胎发育不良和畸形。含锌丰富的食物有肉类中的猪肝、猪肾、瘦肉，海产品中的鱼、紫菜、牡蛎、蛤蜊，豆类食品中的黄豆、绿豆、蚕豆，硬壳果类中的花生、核桃、栗子等，均可选择入食。

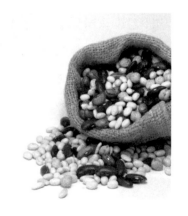

荔枝虽好莫过量

一看到荔枝，准妈妈就开始嘴馋起来。尤其是夏季新荔枝上市，冰镇后效果更佳，不少准妈妈都对新鲜的荔枝垂涎欲滴。那么准妈妈究竟适不适合吃荔枝呢？怎么吃才能营养又健康呢？接下来我们将为你揭晓答案。

荔枝对准妈妈有何效果

荔枝不但色泽鲜美，果肉美味，而且还含有好多丰富的营养物质。

荔枝中含有的糖分能够有效改善准妈妈失眠、健忘、疲劳的症状，对于补养大脑组织、补充身体能量、增加身体营养具有非常重要的作用。除此之外，荔枝果肉中丰富的维生素 C 和蛋白质能够增强准妈妈的机体免疫力，提高准妈妈的抗病能力，并且还可以促进血液循环，防止雀斑的发生，让准妈妈的肌肤更加光滑。

中医认为荔枝果肉具有补脾益肝、理气补血、温中止痛、补心安神的功效。可以说荔枝浑身是宝，对准妈妈来说是滋补身体的良品。

不宜食用过量

看到上面我们介绍的荔枝好处，相信很多准妈妈对荔枝早已垂涎欲滴了，但是在吃之前要先看完下面内容！要全面认识荔枝的价值，合理食用。

荔枝虽然美味，但不可大量食用。荔枝为温性食物，长期大量食用，易上火，加重阴虚或阳亢所致的咽喉干疼、牙龈肿痛、鼻出血等，因此准妈妈吃荔枝要适量。荔枝含丰富的糖分，对于妊娠糖尿病患者更要禁止食用，否则会引起高血糖，导致胎儿巨大，容易出现难产、死产、产后出血及感染等。

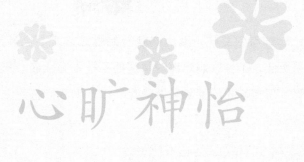

第12周 心旷神怡

● 爱的指南针

准妈妈指南：孕12周，准妈妈基本已经结束了恶心、呕吐、疲劳等困扰，可能会感到精力充沛。在这周，也许你的面部还出现了褐色的斑块。你不必太担心，这些都是怀孕的特征，随着分娩的结束会逐渐变淡或消失。这阶段流产机会大大减少，你可以开心地享受母子交融的每一个美妙时刻了。

准爸爸指南：这期间准妈妈除了需要你精神上的支持，准爸爸还应该学习一些按摩方法，每天帮助准妈妈进行按摩、锻炼，这样既能促进血液循环、减少不适感、缓解不良情绪、增强身体的抵抗力，还能让准妈妈和胎宝宝都体会到准爸爸深沉的浓浓的爱意。

胎宝宝指南：怀孕第12周，胎儿身长可达到6.5厘米，已经初具人形。胎宝宝的成长速度在本周越发惊人，他的一些骨骼开始变硬，手指和脚趾已经分开，可能很快就能够握紧和打开小拳头了。胎儿身体的姿势变得不那么弯曲而是更直了，可以自然而然地作出打哈欠的动作了。在本周胎儿维持生命的器官已经开始工作，如肝脏开始分泌胆汁，肾脏分泌尿液到膀胱。

多吃豆类利于胎儿发育

每个准妈妈都想着自己将来生下的宝宝能够聪明伶俐、身体健康，那么如何才能做到呢？俗话说"五谷宜为养，失豆则不良"，大豆属于高级健脑食物，多吃大豆，让准妈妈有个好身体，让肚子里的宝宝有个聪明脑瓜。孕 12 周了，多吃点儿豆子，让你的宝宝能够茁壮成长吧！

豆类对胎儿发育的作用

大豆中含有不少的营养成分，蛋白质、氨基酸、钙是其主要营养成分，除此之外还有钾、铁、镁等各类身体所需微量元素。准妈妈多食用豆及豆制品，可以补充蛋白质、脂类、钙及 B 族维生素等，能够为肚子中的宝宝提供增长智力的多种营养，有助于胎儿的发育，尤其是胎儿脑及神经系统的发育，使宝宝更健康、更聪明的成长。

如果准妈妈在怀孕前不习惯吃豆制品，孕后从胎宝宝健脑出发，也应一改原有习惯，努力多吃些豆类和豆制品。

适合准妈妈食用的豆类

豆子的种类非常多，每种所含的营养成分和食疗作用都各不相同。营养成分含量大的豆类有大豆（黄豆）、黑豆及青豆、豌豆、蚕豆、绿豆、豇豆、小豆、芸豆等。

1. 豌豆

哺乳期女性多吃点豌豆可增加奶量。此外，豌豆含有丰富的维生素 A 原，食用后可在体内转化为维生素 A，有润肤的作用，皮肤干燥者应该多吃。但豌豆吃多了容易腹胀，消化不良者不宜大量食用。

2. 豇豆

豇豆分为长豇豆和饭豇豆两种。长豇豆即我们说的长豆角，常作为蔬菜食用；饭豇豆可以和大米一起煮粥或制作豆沙馅。对于脾胃虚弱所导致的食积、腹胀以及白带增多者有良效。

3. 芸豆

芸豆又叫菜豆，它不仅富含蛋白质及钙、铁等多种微量元素，还有高钾、高镁、低钠的特点，可以补充准妈妈所需的各种营养元素。吃时注意必须煮熟、煮透，否则会引起中毒。

4. 黄豆制品

把大豆加工成豆腐、豆腐皮等豆制品后，钙含量明显增加。而且大豆制品吃起来方便，除此之外还可以直接喝豆浆。黄豆制品能够起到美容、补钙的作用，产妇吃了可以下奶。

食用豆类注意事项

在食用豆制品时，要千万注意吃加热煮熟的食品，以免豆类中固有的抗营养物质对人体造成不良影响。不然不但不能达到补充营养的效果，甚至会出现中毒的现象。

多吃富含膳食纤维的食物

便秘是孕期最常见的烦恼之一，也是孕期经常疏忽之处。妊娠晚期，便秘会愈来愈严重，常常几天没有大便，甚至 1～2 周都未能排便，从而导致准妈妈腹痛、腹胀。严重者可导致肠梗阻，并发早产，危及母婴安危。对付孕期的便秘，最有效的应该就是膳食纤维了。

膳食纤维为何物

相信各位准妈妈都听说过膳食纤维，那么膳食纤维究竟为何物呢？膳食纤维主要是指不能被人体利用的多糖，即不能被人类的胃肠道中消化酶所消化的，且不被人体吸收利用的多糖。不易被消化的食物营养素，主要来自于植物的细胞壁，包含纤维素、半纤维素、树脂、果胶及木质素等，在消化系统中有吸收水分的作用。膳食纤维是植物性成分，植物性食物是膳食纤维的天然食物来源。

膳食纤维的功效

膳食纤维是健康饮食不可缺少的物质，纤维可以清洁消化壁和增强消化功能，同时可稀释和加速食物中的致癌物质和有毒物质的移除，保护脆弱的消化道和预防结肠癌。摄取足够的纤维也可以预防心血管疾病、癌症、糖尿病以及其他疾病。

怀孕头 3 个月多吃膳食纤维既能防止孕期便秘，又可减少头痛、眼花、恶心、呕吐、上腹不适等症状，还可以降低血压。另外还可以促进微量元素钙、镁、铁、锌等吸收，以及优化母乳质量，排毒养颜，辅助减肥，帮助产后身材恢复。

哪些食物包含膳食纤维

了解到了膳食纤维的作用之后，下面就来为各位准妈妈介绍一些富含膳食纤维的食物，确保营养元素的适量吸收。

正常人每日最好摄入膳食纤维30克。在蔬菜水果、粗粮杂粮、豆类及菌藻类食物中都含有丰富的膳食纤维。糙米、玉米、小米、大麦、米糠和麦粉等杂粮以及胡萝卜、四季豆、红豆、豌豆、薯类和裙带菜等都是补充膳食纤维的明星食物。其中含膳食纤维的主食主要是谷类，动物类食物如牛肉也含有肌纤维，蔬菜瓜果类中纤维含量也较高。

粗粮类：燕麦、玉米等，可以合理搭配食用。

蔬菜类：海带、芝麻、豆类、蒜苗、苦瓜、韭菜、冬笋、菠菜、芹菜、丝瓜、藕、莴笋等。

瓜果类：枣子、葡萄、鸭梨、苹果、香蕉等。

薯类：芋头、山药等。

看完这些食物名称你是不是感觉清楚了许多？想想

自己喜欢吃上面的哪些食物，让这些食物既能够满足准妈妈的胃，又能够满足准妈妈的营养。

多吃坚果，为孕期加油

有些准妈妈很少吃坚果，因为她们受一种说法的影响，那就是准妈妈食用坚果会增加宝宝日后过敏的危险。但是这种观点在今天已经被更正，英国《每日邮报》曾报道，经最新研究发现，准妈妈吃坚果可降低孩子过敏风险。除此之外，不同坚果中的不同营养成分也会使准妈妈的营养需求得到最大的满足。看到这些，你脑中的很多疑问是不是都已经烟消云散了？

坚果作用知多少

坚果，顾名思义主要是指一些果皮较坚硬的果类。我们如此强调准妈妈应当多食用一些坚果，那么坚果究竟有何功效呢？

你是否知道坚果是归属于脂肪类食物呢？它是属于高热量高脂肪的一类食物，并且坚果中的脂肪多是不饱和脂肪酸，并不是我们通常所理解的油脂。这些不饱和脂肪酸对于宝宝的大脑发育来说是非常有利的。

除此之外，坚果中还含蛋白质、矿物质、氨基酸、维生素以及对大脑神经细胞有益的维生素 B_1、维生素 B_2、维生素 B_5、维生素 E 及钙、磷、铁、锌等营养物质，这些对于人体生长发育、增强体质、预防疾病有极好的功效。所以无论是对准妈妈，还是对胎儿，坚果都是补脑益智的佳品。孕前及孕后适量补充更利于营养均衡、增强体质、预防疾病。

推荐食用类坚果

我们在这里推荐给各位准妈妈食用的坚果有：

1. 核桃

核桃中含有的主要营养成分是磷脂，具有补脑、健脑的功效，能够增强机体抵抗力，对于准妈妈来说是非常有益的。核桃一天可以坚持吃两个，可以起到补脑的作用，对胎儿的大脑发育有帮助。核桃还具有镇咳平喘的功效，所以对于经历冬季的准妈妈来说，无疑是最好的零食。核桃的食用方法是有很多种的，可以直接食用，可以加入适量的盐水煮着吃，也可以和栗子等一块煮粥喝。

2. 花生

花生中含有的主要营养成分是蛋白质，其营养价值可与鸡蛋、牛奶、瘦肉等媲美，而且易被人体吸收。花生皮还有补血的功效。花生可以直接食用，可以与黄豆一起炖汤或熬粥。但是我们要提醒大家的是不要用油炒着吃。油炒会使花生本身的营养成分都流失掉，达不到补充营养的目的。

3. 夏威夷果

夏威夷果别名昆士兰果或澳洲核桃，是一种原产于澳洲的坚果。夏威夷果含有丰富的钙、磷、铁、维生素 B_1、维生素 B_2 和氨基酸，对人体是非常有益的。夏威夷果可以直接食用，也可以加工成点心。

4. 榛子

榛子含有不饱和脂肪酸，并富含磷、铁、钾等矿物质，以及维生素 A、维生素 B_1、维生素 B_2、烟酸，经常吃可以明目、健脑。推荐的食用方法是直接吃或者煲汤喝。

注意事项

坚果的营养价值虽然很高，对准妈妈身体保养和胎儿发育也有诸多好处，但是凡事要有度，过犹不及。各位准妈妈在食用坚果时，请先看下我们的这些注意事项，以达到最好的效果。

食用坚果要适量，每天食用坚果不宜超过 50 克，坚果油性大，女性消化功能在孕期会减弱，如果食用过多的坚果，引起消化不良，甚至出现"脂肪泻"，反而适得其反。

坚果毒性也不可忽视。比如杏仁具有一定的毒性，如果坚果出现霉变或异味，诱发癌症的几率很高，会导致机体产生不良反应，也是绝对不能食用的。

睡前一杯奶，准妈妈睡得香

一般说来，孕期的准妈妈们本来就容易疲倦，会比一般人更需要充足的休息，怀孕期间的睡眠要比平时多 1 个小时左右，并且最低也不得低于 8 个小时。

但随着胎宝宝一天天地在肚子里长大，准妈妈却一天比一天难以入睡，特别是初次怀孕的女性，更容易睡眠不好。明明很困，很想睡觉，但是只要一躺下却又难以入睡。并且此时宝宝已渐渐长大，会在宫内活动，同样会搅得准妈妈难以入睡。

睡眠不可缺

睡眠对准妈妈来说是非常重要的，为什么这么说呢？准妈妈如果能够睡得很香，睡得很熟，那么她的脑垂体就会不断分泌促进生长的激素，也能够有效缓解准妈妈的疲劳以及生理上的紧张，同时还可以为第 2 天储备充足的能量。而且分泌的激素对胎儿的生命也是绝对不可缺少的，因而妊娠中比平时更需要保持充足的睡眠，以促进生长激素的分泌。

准妈妈怎样才能熟睡呢？一般来说怀孕期间应该避免服用一些镇静类药物，因为有些药物会对胎儿的发育不利。除了药物，其实还是有很多方法能够促进准妈妈睡眠的。比如在白天做些适当的锻炼，睡前泡个热水澡，睡觉前喝杯热牛奶，睡觉时选择比较舒适的体位等。

牛奶有助睡眠

为什么说牛奶有助于睡眠呢？牛奶中的色氨酸以及微量的吗啡类物质能够起到不错的镇静催眠作用。而且牛奶中的钙还能清除紧张情绪，更有益于睡眠。

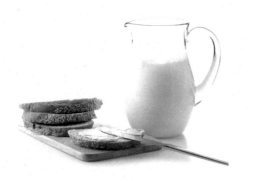

很多过分在意自己体形的爱美女性，在怀孕时都会刻意限制牛奶的摄入量，以避免身体发胖。还有有越来越多的准妈妈错误地认为限制牛奶的摄入量，可以降低脂肪的摄入量、治疗自我诊断的乳糖不耐受症或避免胎宝宝发生过敏症。这些想法是非常错误的。殊不知牛奶会给你和宝宝带来不可缺少的温馨呵护。

睡前喝点儿纯牛奶，既能保证准妈妈的充足睡眠，又能使胎宝宝获取足够的营养。研究表明，准妈妈怀孕期间每天喝一杯牛奶，婴儿出生时的体重平均会增加41克。如果准妈妈在怀孕期间牛奶摄入量不足，那么就会阻碍胎宝宝的生长，宝宝出生时，其体重就会较低。

因此，诚挚建议准妈妈们，要注意补充除某些干酪之外的乳制品。但同时要注意，物极必反，所以无论何时都要适量摄入，切不可只看到牛奶的重要作用而盲目进补。

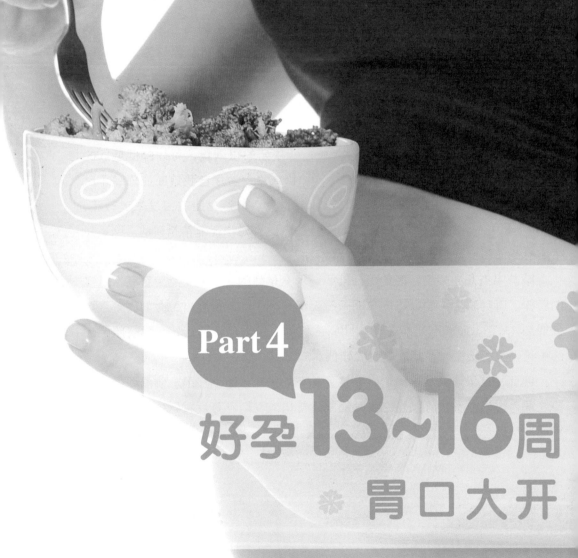

Part 4

好孕 13~16 周

❋ 胃口大开

第13周 安全时段

爱的指南针

准妈妈指南：第13周了，准妈妈你是否觉得胃口大开，食欲旺盛，食量猛增呢？你的体型发生着变化，你的腹部开始隆起，你的乳房正迅速地增大，由于腹部和乳房的皮下弹性纤维断裂，在这些部位出现了暗红色的妊娠纹。这段时期是准妈妈和胎宝宝相对来说都很安全的时期，也是胎宝宝大脑骨骼发育期。准妈妈宜注意脂肪酸、钙、磷等的摄入，保证食物质量。

准爸爸指南：准妈妈前期的不适反应已基本消失，但是仍需小心。此时准妈妈也可能会出现妊娠贫血，所以准爸爸需要调整饮食结构，多给准妈妈补补铁；准妈妈身体容易出汗，需要经常淋浴，准爸爸应该帮助准妈妈，在旁帮忙、照顾着准妈妈。

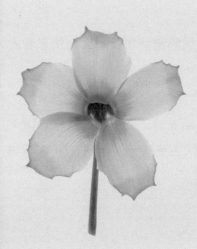

胎宝宝指南：怀孕第13周，胎儿的脸看上去更像人了，身长有7.5厘米~9厘米，眼睛突出在头的额部，两眼之间的距离在缩小，眼睑仍然紧紧闭合，耳朵就位，嘴唇能够张合，脖子完全成形；胎儿的神经元增长迅速，手指开始能与手掌握紧，脚趾与脚底也可以弯曲了；产生激素的、吸收营养物质的和过滤废物的器官系统都形成了；骨髓正在制造白细胞。

补充 DHA 孕育聪明宝宝

　　孕育到了第 13 周，准妈妈们的肚子开始凸起，并开始接受周围人羡慕的眼光了，这时候的准妈妈最幸福。那么怎样才能孕育出既聪明又可爱的宝宝呢？怎样让宝宝不输在起跑线上呢？准妈妈们一定不知道，其实，关键在于自己，让我们从一种人体脂肪酸——DHA 说起。

DHA 是什么

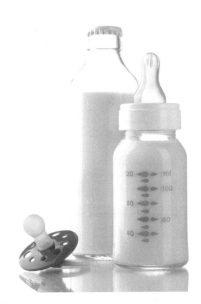

　　DHA，对于许多准妈妈来说也许并不陌生，"补充宝宝大脑发育所需的DHA 和 EPA"，宝宝的奶粉广告经常这样说。那么 DHA 究竟是什么呢？简单地说，DHA，就是人体必需的一种脂肪酸，学名二十二碳六烯酸，俗称"脑黄金"，是人体大脑发育和成长的重要物质之一，在大脑皮层中含量高达 20%。

DHA 对胎宝宝的作用——聪明可爱才是王道

　　让自己孕育出的宝宝聪明可爱，是每个准妈妈的梦想。那么，快来看看DHA 对胎宝宝的生长发育究竟有何作用吧！

影响胎宝宝大脑发育

　　DHA 的首要作用就是能够促进胎宝宝的大脑发育。在大脑皮质中，DHA是神经传导细胞的主要成分，亦是细胞膜形成的主要成分。孕期，DHA 能优化胎儿大脑锥体细胞的磷脂构成成分，从而促进胎宝宝大脑皮层感觉中枢的神经元增长，对增强记忆力与思维能力、提高智力等作用更为显著。这样，母体供给足够的 DHA 就显得格外重要了。

促进视网膜光感细胞的成熟

我们前面介绍了 DHA 在大脑皮层中的占有量，其实，DHA 在眼睛视网膜中所占的比例更大，约占 50%。所以，毫无疑问，DHA 对胎宝宝的眼睛光感细胞的发育也有重要的作用。所以，为了宝宝明亮的双眼，准妈妈们赶快行动起来吧！

补充 DHA，准妈妈应注意什么

了解了 DHA 及它的作用，准妈妈们一定在好奇该怎样补充 DHA？补充多少才合适呢？请跟随我们的文字来看看吧！

DHA 的膳食来源

1. 鱼类

DHA 含量高的鱼类有鲔鱼、鲣鱼、鲑鱼、鲭鱼、沙丁鱼、竹荚鱼、旗鱼、金枪鱼、黄花鱼、秋刀鱼、鳝鱼、带鱼、花鲫鱼等，每100 克鱼中的 DHA 含量可达 1000 毫克以上。就某一种鱼而言，DHA 含量高的部分又首推眼窝脂肪，其次则是鱼油。既是吃食，就有一个怎么吃的问题，那么怎样才能保留住鱼类中的 DHA 呢？首先，准妈妈们应选择应季的鱼，在应季的鱼类中，养殖鱼又优于天然鱼，因养殖鱼较肥，脂肪含量高；其次，在烹调方法上，首选方法是生食，但对于准妈妈们来说不推荐此食用方法，建议采用蒸、炖或烤的方法。其中，蒸鱼时由于汤水较少，所以不饱和脂肪酸的损失较少，DHA 含量会剩余 90% 以上，建议准妈妈们采用此法。

2. 海藻

海藻含有丰富的营养成分，其中DHA就是其中之一。现在很多准妈妈都是用海藻补充DHA，事实证明，海藻作为一种天然绿色的海洋滋补品并没有辜负准妈妈们的希望。还没有行动的准妈妈，快快吃海藻进补吧。

3. 干果类

如核桃、花生、芝麻等。准妈妈们可以服食一定的干果类食品，一方面可以补充DHA；另一方面还能打发无聊时光。但准妈妈们也应注意，干果类食品不宜服食太多，适量就好，这样才能让您轻轻松松孕育出聪明可爱的小宝宝。

市场上的 DHA 制品

除了膳食的DHA，准妈妈们也可以买市面上的DHA补充剂来进补。在选择时准妈妈们应注意，要选用DHA含量较高的产品，比如鱼油类制品，藻油DHA产品，或者新一代的卵磷脂型DHA产品。在服用DHA补充剂的同时，准妈妈们可以搭配叶黄素服用，效果更佳。因叶黄素能够促进大脑对DHA的吸收，同时又可以促进胎宝宝大脑和视网膜的发育，一举两得呢！

"努力吧，准妈妈们！"

孕育，是辛苦又快乐的280天。享受这280天的胎宝宝与自己的互动，每个准妈妈都无比幸福。在期待宝宝出世的这许多天，准妈妈一定想把世界上最好的都给胎宝宝。这样，母体营养变得尤其重要。所以，准妈妈们每天要补充至少300毫克的DHA及其他营养。准妈妈与胎宝宝的这样一种间接喂食要持续到宝宝出生的那一刻呢。"努力吧，准妈妈们！"加油补充DHA，聪明可爱的小宝宝，你看，就来了！

营养不良影响宝宝大脑发育

每个准妈妈都想自己的宝宝像科学家一样聪明，宝宝倘有先天的缺陷，不仅是准妈妈的遗憾，更是宝宝的不幸。所以，准妈妈们孕期的营养对胎宝宝的发育尤为重要。而胎宝宝的发育又以大脑的发育最为重要，准妈妈们怀孕期间千万不能"耍小性儿"，要十分注意自身营养的摄取。在经历了前 3 个月的"孕吐炼狱"时期，孕 13 周，可谓既是胎宝宝的天堂又是准妈妈的天堂了。所以，在前 12 周没怎么吃东西，很可能营养不良的准妈妈们，要仔细看了呢！要知道，营养不良是胎宝宝大脑发育的大敌呢！那么，准妈妈们要怎样来补充胎宝宝所需的营养呢？接下来给出几条建议，希望对作为准妈妈的你有所帮助哦。

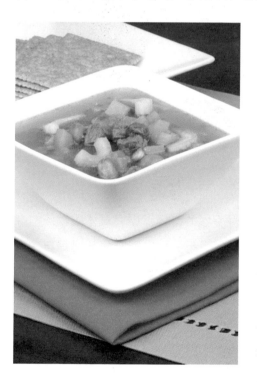

方法一：少食多餐，定时用餐

孕 13 周，准妈妈们的腰会明显变粗，臀部会变宽，甚至连心跳都会加快，唯一值得欣慰的是，怀孕初期的孕吐状况会有所缓解，食欲也会逐渐恢复正常。这无疑是胎宝宝发育的最好时期。这时的胎儿，已经初具人形，味觉系统也已发育完成，所以，这个时期，准妈妈们要注意摄取营养，注意饮食的全面性，吃各种味道的食物，以利于胎宝宝的味觉发育。少时多餐，定时用餐，不仅能让胎宝宝在一定的时间与准妈妈进行交流，更会使准妈妈在摄取充分营养的同时，又不用担心食物带来的体型改变。还有，你一定不知道，准妈妈的咀嚼行为会让胎宝宝出现学习性的吞咽动作，这对胎宝宝出生后的吸吮有直接的促进作用。

方法二：均衡营养

在胎儿的世界里，准妈妈的心跳、声音、健康及情绪等都对其产生深刻影响。这时候胎宝宝的全世界里只有一个人，即是准妈妈。所以准妈妈在孕期的每一个行为都可能影响胎宝宝的未来。准妈妈是胎宝宝"每日营养"的直接来源，所以，准妈妈应注意，除了补充足够的 DHA 和 B 族维生素之外，最好避免摄取刺激性食物。除此之外，准妈妈们还要注意饮食的多样化。

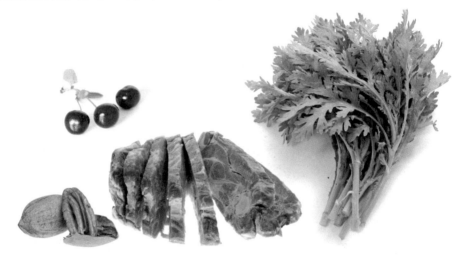

瘦弱的准妈妈要重视补充营养

对于每个准妈妈来说，营养，都是不得不修的一门课程，对体质较好的准妈妈来说是这样，对于体质瘦弱的准妈妈来说更是这样。消瘦的准妈妈要注意补充营养，其重要性自不必再多言，这里，为瘦弱的准妈妈送上几条补充营养的法则：

保住宝宝最重要

虽说孕 13 周是比较安全期，但是对于瘦弱的准妈妈们来说，还大意不得，所以，一切以保住胎宝宝为重中之重。此时不宜食用螃蟹、甲鱼、薏米、马齿苋等，因为这类寒性食物都有一定的堕胎之效。

饮食科学是王道

谈到营养，准妈妈们要走出以下误区，"吃得越多就越健康"，"都是两个人了，当然要吃双份"。在怀孕期间，准妈妈的最主要需求是热量和蛋白质，只需增加半碗饭，一餐准妈妈奶粉，一个鸡蛋或一些鱼肉即可达到要求。同时为了预防产后腰酸背痛、过早骨质疏松，也为了胎宝宝的健康，准妈妈们还要注意补钙，应多进食奶类（如奶酪、配方奶）、豆类及其制品（如黄豆、黑豆、豆腐等）、河海产品（如紫菜、海带等）及野菜、黑芝麻等。

补充亚麻酸

除了前面提到的要尽早补充足够的 DHA，准妈妈们还要补充一定量的亚麻酸，而补充的最好途径是选择好的食用亚麻油。亚麻酸，和我们前面介绍的 DHA 也有千丝万缕的联系，确切地说，DHA 是亚麻酸的代谢物，所以，亚麻酸的补充，同 DHA 的补充一样重要。为准妈妈们送上一份简便营养的亚麻酸餐：

用一份亚麻籽油搭配一份果仁酱或花生酱；或将一份亚麻籽油混合一份糖浆，涂在三明治上食用。

在乳酪里加一汤匙亚麻籽油，再加你喜爱的水果做成营养早餐。

用水、牛奶、豆奶等冲调谷类（如燕麦片）早餐，之后加入混合了亚麻籽油的蜜糖调味，以取代白糖。

消瘦的准妈妈们不必再愁容不展，快快行动，生个白白胖胖的宝宝，不是梦！

素食妈妈的饮食替代法则

素食的准妈妈，像瘦弱的准妈妈一样，要十分注意饮食的营养。由于缺少了肉类食物带来的热量和蛋白质，素食准妈妈更要注意从其他食物里摄取。

多用粗粮，少用精制米面

玉米、小米、土豆等所含的维生素和蛋白质比大米、白面要高得多，并含有少量微量元素。比如麦片，早餐选择麦片不仅可以让你保持精力充沛，而且还能降低体内胆固醇的水平。建议准妈妈们一定不要选择那些加工过的口味香甜的麦片，最好选择天然的、没有任何糖类或其他添加成分的。根据自己的口味，准妈妈们还可以在煮好的麦片粥里加一些果仁、葡萄干或蜂蜜等。粗粮也可选用全麦饼干或面包，增加纤维的摄入量。

多吃新鲜瓜果和蔬菜

如柑橘，可防止因缺水造成的疲劳；香蕉，可提供能量，打败疲劳；紫甘蓝是钙和胡萝卜素的来源；花椰菜，富含钙和叶酸，还可以帮助吸收其他绿色蔬菜中的铁。

多吃豆类、花生和芝麻酱等

其含有较丰富的蛋白质、脂肪、B族维生素、维生素C及铁和钙。

多吃蛋和奶

因蛋和奶的蛋白质含量较高，可以替代肉类。牛奶及鸡蛋中含有的钙和磷脂质，可供胎儿骨骼生长及神经系统发育。孕期，准妈妈们对钙和蛋白质的需求量是很大的，大概需要比平时多一倍的量。建议选用脱脂牛奶和低脂酸奶，吸收充分的钙和蛋白质。

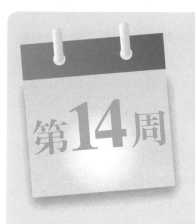

第14周 怡然自得

爱的指南针

准妈妈指南：进入孕14周，准妈妈的体重继续增加，乳房大小和形状有所改变；准妈妈体内的雌激素增加会使头发乌黑发亮，现在是一生中难得的好发质；准妈妈体内雌激素水平较高，盆腔及阴道充血，阴道分泌物增多。但是这阶段准妈妈的心情会很放松，所以科学摄取各种营养，精心打扮一下自己，做一个开心、漂亮、自信的准妈妈。

准爸爸指南：妊娠虽已进入稳定期，但是准爸爸一定不要过于放松，要注意卫生，性生活依然要有节制。最好使用避孕套，这样可以防止将一些病菌传染给准妈妈，又可以避免前列腺素引起子宫收缩致早产。

准爸爸，好好和妻子聊聊天吧，这会让你们感情更加亲近，感受到彼此的爱，这样就可以让胎宝宝在一个充满温情的环境下生长。

胎宝宝指南：怀孕第14周，胎儿的脸渐渐有"人样"了，身长有8厘米~10厘米。现在他的头大概只占身体的1/3了。这个时候的胎儿生长速度很快，皮肤上覆盖了一层细细绒毛，头发开始迅速生长，小牙胚已经在牙床上形成了，手指上出现了独一无二的指纹印。胎儿在妈妈的肚子里已经可以做很多事情了，科学证明这些动作可以促进大脑的发育，如皱眉、做鬼脸、吸吮自己的手指等。

胎宝宝智力开始发育，那么，准妈妈们该怎样做才能帮助胎宝宝们呢？请看看专家的建议吧！

饮食要注意荤素均衡

准妈妈们的饮食，最重要的是营养均衡，而营养均衡的"法门"之一便是荤素搭配。这样不仅能够摄取均衡的营养，更能使饮食多样化，同时还能够色香味俱全，增加食欲，一举多得。荤类食物与素类食物对胎宝宝的作用是不同的：荤食主要提供胎儿生长发育所需的蛋白质、脂肪等营养素；素食则可以提供维生素和膳食纤维，故荤素搭配互补很重要。

准妈妈们的荤素营养搭配法

对于荤食与素食的搭配，如若不量化，很难让准妈妈们掌握，所以这里以定量的形式让准妈妈们看看清楚，以供参考：每天应有谷类主食350克～500克，如米、面、玉米、小米等；动物性食物100克～150克，

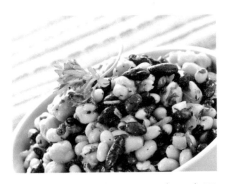

如牛、羊、猪、鸡、鱼肉、蛋等；动物内脏50克，每周至少1～2次；水果100克～200克；蔬菜500克～750克；奶及其制品250克～500克；豆类及其制品50克，如豆腐、豆浆、豆制品、红小豆、绿豆、黄豆等；油脂类25克，如烹调油等。

蛋白质的换算

前面说到，荤食主要提供蛋白质，准妈妈们每天要保证摄入40克优质蛋白质，尽管以量化的形式让准妈妈们了解了应摄入的量，但对于每种食物的蛋白质含量，却无法详尽描述，所以，这里再教准妈妈们一种简单的蛋白质换算法，准妈妈们可以根据以下换算法自由搭配。

畜禽类：10克蛋白质 =25克牛肉或瘦猪肉或猪肝 =35克鸡胸肉 =50克鸭血；

鱼虾类：9 克蛋白质 =30 克河虾 =25 克鱼肉；

蛋类：6 克蛋白质 =25 克蛋类；

豆类：6 克蛋白质 =15 克黄豆 =50 克

北豆腐 =100 克内酯豆腐 =30 克豆腐干

=300 克豆浆；

奶类：4 克蛋白质 =125 克牛奶；

坚果类：4 克蛋白质 =15 克葵花

籽或花生 =20 克核桃仁或腰果。

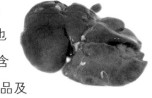

补铁势在必行，多餐好处多多

在做到荤素搭配的同时，准妈妈们还需注意，孕期，准妈妈很容易出现缺铁性贫血，所以补铁也是准妈妈们需注意的问题。准妈妈们要选择一些含铁丰富的食物，比如瘦肉、鱼类、肝脏、动物血制品及大豆制品，同时还要补充一定量的维生素 C，因为维生素 C 可以促进铁的吸收。随着胎儿的增长，腹部胀大，胃部受到挤压，容量减少，因此要少食多餐，可将全天所需食品分 5 ~ 6 次进食，也可在正餐之间安排加餐。这样既能保证营养的摄取，又不会给准妈妈的胃增加负担。

少吃高脂肪、高热量食物

一谈到高脂肪、高热量食品，许多正在减肥的人都会谈"高"色变，准妈妈们要注意了，您也应该是谈"高"色变那类人中的一员呢。为什么这样说呢？您看看就知道了哟！

高脂肪、高热量食品有何危害

油炸类：如炸鸡腿、炸牛排等。这类食物是导致心血管疾病的元凶，将会增加肥胖和高血脂、冠心病的发病率。并含有致癌物质，还可破坏维生素，使蛋白质变性，是影响母体营养吸收的大敌。

腌制类：比如腌黄瓜、榨菜等。腌制食品要放大量的盐，高盐会损伤肠胃道黏膜，增加胃肠炎发病的机会；并会增加肾脏的负担，导致高血压。

加工肉类食品：如肉干、肉松、香肠等。这类食品同样有致癌的作用，其含有大量的亚硝酸盐，会增加肝脏的负担。

饼干类（不含低温烘烤的饼干和全麦饼干）：饼干类食品含有的香精和色素及氢化植物油还会损伤肝脏。

汽水可乐类：这类饮品含有大量的磷酸和碳酸，会营养母体的钙吸收；同时由于含有过高的糖分，会产生一种饱腹感，影响正餐。准妈妈们在孕期一定要少喝这种饮料，用纯净的水代替最好。

方便面类：主要指方便面和膨化食品。这类食物是高盐、高脂、低维生素、低矿物质食品，只有热量，没有营养。

罐头类：包括鱼肉类和水果类。罐头类食品需要高温处理，维生素破坏殆尽，蛋白质变性，吸收率降低，营养价值大打折扣。

蜜饯类：如果脯等。这类食物同加工类肉食一样含有很高的亚硝酸盐，准妈妈们要尽量避免食用。

冷冻甜品类：如冰淇淋、冰棒和各种雪糕等。这类食物含有大量奶油，会使血糖和血脂升高，容易引起肥胖，并会影响正餐。

烧烤类：这类食物含有致癌物质，会导致蛋白质变性，加重肾脏和肝脏的负担。

低脂肪、低热量的食物

了解了高脂肪、高热量的食物及它的危害，再让我们来看看，准妈妈们比较关心的低脂肪、低热量食物吧！

肉类：比如牛肉、牛肝、羊肉、鸡肉等；

鱼类及其他海产品：如鲤鱼、鲟鱼、比目鱼、蛤肉、蟹肉、虾、牡蛎等；

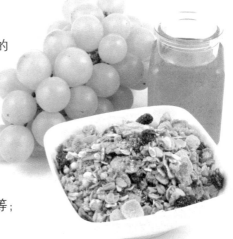

蔬菜：芦笋、茄子、鲜扁豆、莴苣、豌豆；土豆、菠菜、南瓜、西红柿、卷心菜、花椰菜、黄瓜、绿辣椒、胡萝卜、白萝卜等；

水果：所有的水果及鲜榨果汁。建议准妈妈们尽量食用新鲜的水果，而少饮用果汁，因为果汁的营养含量会比鲜果少很多；

乳制品：如脱脂牛奶（鲜奶或奶粉均可）、家用奶酪等；

面包和谷物：如大米、面包、通心粉、咸苏打饼干、玉米粉等；

准妈妈们一定要十分注意饮食，选择合适的食物，才能确保宝宝和自己都健康地度过孕期的 280 天。

在外就餐的营养搭配

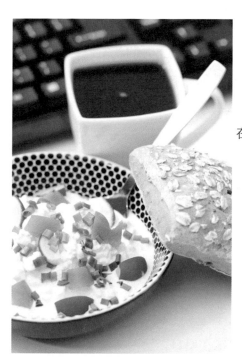

准妈妈们在孕期通常都不想自己亲手做饭，如若再没有一个会做饭的准爸爸，很多准妈妈会选择在外就餐。这本也无可厚非，但想提醒准妈妈们的是，在外就餐风险很大，要特别小心，需注意以下问题：

1. 选择干净、卫生、安静的就餐场所。

2. 点菜时要注意食物的多样性，尽量做到荤素搭配。

3. 先吃主食，"先菜后食"的吃法不利于营养均衡，还影响胃肠的消化功能。

4.尽量选择用蒸、炖、煮等方法烹调的菜肴，尽量避免煎炸食品和高脂肪菜肴，以免摄入过多的油脂。

5. 在进餐时要多吃蔬菜和豆制品，肉类要适量。

6. 食量要适度，特别是吃自助餐时，更应该注意。

7. 选择清淡的饮料，不喝或少喝含糖饮料。

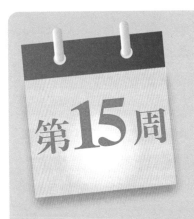

第15周 惊喜降临

爱的指南针

准妈妈指南：孕15周，基础体温渐渐降低；你的子宫长大并长出骨盆，肚脐下会有明显的凸痕，准妈妈可以在肚脐下方7.6厘米～10厘米的位置摸到自己的子宫；乳头增大，乳晕变深；虽然激素急剧上升的状态已经减缓，但是你可能仍会感到比怀孕前更脆弱、敏感和易怒。随着孕周的增加，心肺功能负荷增加、心率增速等都有可能加重原有的焦虑情绪。所以准妈妈要学会放松，深呼吸，调整好自己的状态。

准爸爸指南：准爸爸一定要想方设法让妻子保持愉快的心情。准妈妈可能会突然非常想吃某种食物，准爸爸千万不要以为这是无理取闹。这可能是由于准妈妈的食谱中缺少某些特定的维生素或矿物质，准爸爸一定要尽量满足准妈妈。同时平常可以找一些不错的音乐放一放，进行胎教。

胎宝宝指南：第15周，胎宝宝身长有10厘米～12厘米了，体重达到50克。在接下来的几周中，胎儿生长极快，体重和身高会增长一倍甚至更多。

胎儿的脸部正在发育，眉毛开始长出来了，头发的生长速度也很快；最特别的最让人惊喜的就是胎儿会打嗝了，想想那小可爱样吧，也许再过几天，你就可以感觉到他的胎动啦！本周他的腿长超过了胳膊，手的指甲完全形成，指部的关节也开始活动了；他所有的小器官、神经组织和肌肉正在开始工作。

让妈妈头发更黑亮的饮食

研究指出，女性的魅力也可由头发释放出来的。因此，有一头黑亮的秀发会让你更加迷人，为了更美的自己，努力让头发黑亮起来吧！

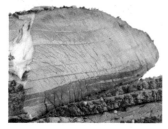

科学证明以下几种食物可以让准妈妈们头发更黑亮：

瘦牛肉：科学家通过对人体脱发近 40 年的研究发现，铁元素虽然并不是造成秃顶的根本原因，但当人体中铁元素含量过低时，脱发现象会更严重。所以，想要头发更加茂密，就要增加铁元素的摄入量。而最佳的摄入铁方式，即是每天食用 170 克瘦牛肉，这样能够满足人体每日铁需求量的 40%。

猕猴桃：尽管铁元素可促使头发茂密生长，但人体对它的吸收有限，每日摄取的食物中只有不到 25% 的铁元素被吸收。而维生素 C 可提高人体对铁元素的吸收能力。猕猴桃是水果中的"维 C 之王"，每天服食一个猕猴桃，不仅能够满足人体对维生素 C 的需求，更能促进人体对铁的吸收。

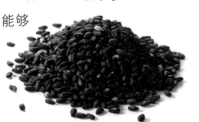

芝麻和亚麻籽：芝麻和亚麻籽中含有一种能够促进健康的植物化学元素——木酚素。木酚素有防止脱发的作用。另外，亚麻籽还可以与人体合成 DHA，能够促进胎宝宝的大脑发育。

让宝宝长"高个"的食物

孕 15 周的胎宝宝开始进入了身体发育的黄金时期，会飞速生长，所以，母体供给的营养很重要。准妈妈们既不想胎宝宝智力输给别人，也不想自己的宝宝"低人一头"，所以，一起来看看吃什么才能让胎宝宝"高人一头"吧！

钙要吃

孕中期，是胎宝宝骨骼发育的关键时期，准妈妈们对钙的需求量增加了40%。准妈妈们可以增加牛奶或奶制品、小鱼干、豆浆等食物的摄取。含钙较丰富的食物还有：酸奶、奶酪、泥鳅、河蚌、虾米、小虾皮、海带、牡蛎、花生、芝麻酱、豆腐、松子、甘蓝菜、花椰菜、白菜、油菜等，准妈妈们可以根据自己的口味，自由选择。

铁要补

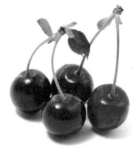

摄取适量的铁质能预防准妈妈们的贫血问题，以免间接造成胎儿体重太轻，影响胎儿的身体发展。建议多食用以下食物：猪肝、猪血、芝麻酱、黑木耳、银耳、海带、虾子、海蜇、大豆、黑豆、豆腐干、鸡胗、芹菜茎、小油菜、萝卜缨、樱桃、桃干、松子、炒西瓜子、糯米、蛋黄、高粱米、苋菜、香菜、菠菜、空心菜、韭菜等。

蛋白质也不能少

蛋白质的摄入量并非越多越好，因为蛋白质的补充要在热量及碳水化合物供给充分的前提下进行。如果在主食或热量摄入不足的情况下，大量增加蛋白食物的摄入量，大部分蛋白质非但不能被成功储存并输送给胎宝宝，反而会被身体燃烧以供给准妈妈们工作和生活所需的能量；同时，其分解代谢中产生的大量尿酸、尿素还会增加肾脏的负担。但这绝不是说不能摄入蛋白质，只是要掌握好度。蛋白质丰富的食物主要有：

奶类：如牛奶、羊奶、马奶等。

畜禽肉：如羊、猪、牛、狗肉等；鸡、鸭、鹅、鹌鹑等。

蛋类：鸡蛋、鸭蛋、鹌鹑蛋等。

豆类：黄豆、大青豆、黑豆等，其中，黄豆营养价值最高。

干果类：如芝麻、瓜子、核桃、松子等。

脂肪酸也来"凑热闹"

必需脂肪酸构成神经细胞的细胞膜和神经髓鞘，对胎儿快速生长的脑细胞起着至关重要的作用。大脑作为人体的"总指挥部"，对身体发育自然有不言而喻的作用。因此，脂肪酸，准妈妈们也不得不重视。日常饮食中，富含不饱和脂肪酸的食物主要有：

蔬菜类：如大蒜、洋葱、大葱、花菜、韭菜、姜、萝卜、西红柿、冬瓜、海带、紫菜等。

豆类：如黄豆、赤小豆、绿豆、蚕豆、豌豆、芸豆等。

鱼类：如甲鱼及各种海鱼。

水果：如橘子。

奶类：主要为酸奶。

其他：如燕麦、葵花籽、芝麻、核桃、茶叶等。

锌的摄取更重要

锌是构成核酸和蛋白质所必需的营养素。我们日常吃的食物中含锌较多的有牡蛎、动物血、瘦肉、蛋、粗粮、核桃、花生、西瓜子等，准妈妈们可以适量摄取。

帮助宝宝眼睛发育的食物

准妈妈们已经知道，补充足够的 DHA 能够促进胎宝宝视力的发育，那么还有没有其他食物也能促进胎宝宝视力的发育呢？

油质鱼类

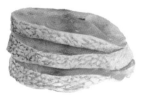

在鱼肉中含有大量的营养物质，比如像蛋白质、不饱和脂肪酸等，这些营养都有利于准妈妈及胎儿的健康。尤其像一些油质鱼类，如沙丁鱼、鲭鱼等，其中富含的 DHA，对胎宝宝视力的发育具有非常大的作用。

富含胡萝卜素的食物

准妈妈们在孕期应多食用一些富含胡萝卜素的食
物。这类食物不仅可以有助胎宝宝视网膜的发育，
而且还可以有效防止维生素 A、B 族维生素、维生
素 E 的缺乏。富含胡萝卜素的食物，如紫菜、
胡萝卜、南瓜、红薯、萝卜等；甜瓜、
柑橘、柿子、木瓜、橙子、芒果、
菠萝等；牛奶、肝、蛋黄、鱼类等。

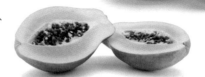

注意补钙

在怀孕期间，补钙除了可以促进胎宝宝的骨骼发育，还可以预防胎宝宝的
先天性近视。因此，准妈妈们要时刻注意补钙。含钙丰富的食物我们前面写到过，
这里不再赘述。只是有一点想提醒准妈妈们，钙虽要补，但也要适量，如果长
期服用，会降低自身对钙的吸收能力，无利反害了。

枸杞子

枸杞子具有很好的清肝名目的功效，它不仅含有丰富的胡萝卜素，还有丰
富的维生素 A、维生素 B_1、维生素 B_2、维生素 C 及钙和铁，这些都是眼睛健
康所需要的营养物质。一直以来，枸杞子都是我们保护眼睛的最佳理想选择。
准妈妈们，作为一个特殊的群体，专家建议，也应该多吃些枸杞子，对胎儿的
眼睛发育有极大好处。

让准妈妈皮肤好的饮食技巧

皮肤好，是每个女人的梦想，平时用各种护肤品，怎奈肌肤总是"不听话"，
各种问题接连不断。准妈妈们，可以通过饮食"吃"出好皮肤。

蔬菜、瓜果是个宝

瓜果蔬菜中富含维生素，其中，维生素 A 可以防止皮肤干燥、粗糙；B 族维生素则有延缓衰老的作用；维生素 C 能增强皮肤的弹性和光泽……可以说，维生素是皮肤的最佳营养品。

肉皮、酸奶少不了

常见的肉皮和酸奶与蔬菜、瓜果一样，也是保护皮肤的宝贝。酸牛奶含酸性物质，有助于软化皮肤的黏性物质，能去掉死细胞；而肉皮，有减少皱纹，光滑皮肤的作用。不喜欢吃肉皮的准妈妈可以将肉皮做成肉冻来吃，夏天会是一道不错的凉菜哟！

必需的高蛋白食物

富含蛋白的食物是准妈妈的餐桌必备。蛋白质不仅是提供胎宝宝成长的必需营养物质，同时对准妈妈的肌肤也有很好保养作用。准妈妈们，为了胎宝宝，也为了自己，每天要保持足够的蛋白质摄入量。

孕 15 周，是幸福的一周。准妈妈拥有了更漂亮的胎宝宝，胎宝宝也拥有了更漂亮的准妈妈，共同迎接更加幸福的孕 16 周吧！

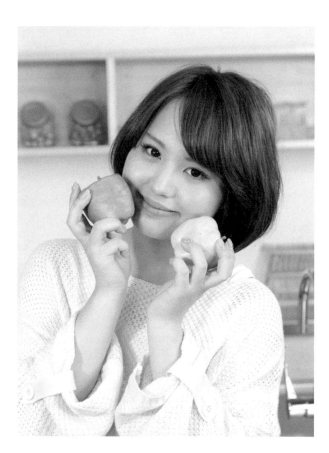

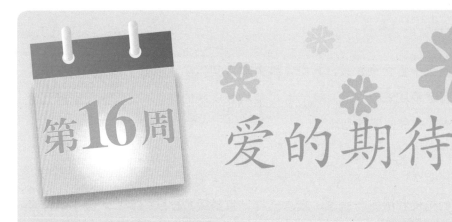

第16周 爱的期待

爱的指南针

准妈妈指南：第16周，一个奇妙的时刻要到来了，一个让所有准妈妈都非常期待的时刻到来了。因为从这周起，细心的准妈妈就能敏感地觉察到胎动了，但大多数人要等到第18周以后才会感觉到。此时，准妈妈下腹部膨隆，感觉下坠；到第16周末，子宫底的高度，处在耻骨联合与脐之间，准妈妈肚子可以一目了然了。再者，食欲增加、血量和羊水增加、胎盘发育和胎儿长大以及变大的胸部使准妈妈的体重也大大增加。这周准妈妈要注意调节体重，记录胎动，多饮水，注意适当运动，让宝宝也强壮起来。

准爸爸指南：这周有的准妈妈已经有胎动表现了，所以准妈妈要做的是学习数胎动，而准爸爸呢，一定要学会听胎心，和准妈妈一起监测。让妻子仰卧在床上，准爸爸可直接用耳朵或木听筒贴在医生指定的地方听胎心部位，仔细听即可听到有节奏的搏动。正常的胎心为每分钟120～160次。如果发现胎心跳动过快、过慢或不规则，应立即就医。准爸爸们，为了胎宝宝，一定要和准妈妈耐心地监测胎心。

胎宝宝指南：16周的胎儿体重增加，活动能力大增。现在是他非常快乐的时光，他能够在妈妈的子宫内作出各种各样的活动，如玩弄脐带、吮吸拇指，伸脚、眯眼、吞咽，甚至还会翻跟头呢！此时他可以感觉到光了，尽管眼睑还是完全闭合着。如果你对着肚子打开手电筒，他很可能会躲开光源。另外循环系统和泌尿系统在这时也完全进入了正常的工作状态。

每日饮食，兼顾"五色"

孕 16 周，又是一个新的"纪元"了。此时，胎宝宝自身的免疫系统已经开始产生部分抗体，神经系统开始工作，肌肉可以对大脑的刺激产生反应，动作非常协调。准妈妈们要更加注意自己的饮食健康及其他方面的安全哟！

"五色"代表

饮食中的五色是指食物的五种天然颜色，即白、黄、红、绿、黑。

白色是指主食，米、面及杂粮。是供准妈妈们果腹和提供热量的食物，人体生长发育所需的热量60%以上是由此类食物供给的。

黄色代表各种豆类食物。富含植物蛋白质等营养素，其中又以豆腐、豆芽菜等最易消化吸收的食物为代表。

红色代表畜禽肉类。

绿色代表各种新鲜蔬菜、水果。是提供人体所需维生素、纤维素和矿物质等营养的食物，以深绿色的叶菜最佳。

黑色代表可食的黑色动植物。如乌鸡、甲鱼、海带、黑米、黑豆、黑芝麻及各种食用菌类食物。

五色养五脏，饮食更健康

准妈妈们在孕期应多食用一些富含胡萝卜素的食物。这类食物不仅有助胎宝宝视网膜的发育，而且还可以有效防止维生素 A、B 族维生素、维生素 E 的缺乏。富含胡萝卜素的食物，如紫菜、胡萝卜、南瓜、红薯、萝卜等；甜瓜、柑橘、柿子、木瓜、橙子、芒果、菠萝等；牛奶、肝、蛋黄、鱼类等。

白色食物养肺

大多数白色食物，蛋白质成分都较丰富，也是钙质的丰富源泉。经常食用既能解除身体的疲劳，又可促进疾病的康复。此外，白色食物还是一种安全性相对较高的营养食物，因其脂肪含量相对较低，高血压、心脏病等患者食用白色食物会更好。

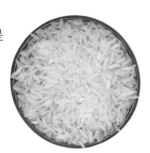

黄色食物养脾

含有丰富的维生素，经常食用可对脾胃大有裨益。黄色食物中维生素 A、维生素 D 的含量均比较丰富。维生素 A 能保护肠道、呼吸道黏膜，减少胃炎等疾病的发生。维生素 D 有促进钙、磷元素吸收的作用，能壮骨强筋。

红色食物养心

按照中医五行学说，红色为火，故红色食物进入人体后可入心、入血，具有益气补血和促进血液、淋巴液生成的作用。另外，红色食物具有极强的抗氧化性，它们富含番茄红素、丹宁酸等，可以保护细胞，具有抗炎作用，同时还能为人体提供蛋白质、无机盐、维生素以及微量元素，增强心脏和气血功能。

绿色食物养肝

绿色食物被称为人体的排毒剂，具有舒肝强肝的作用。绿色食物里含有丰富的叶酸成分，也是钙元素的最佳来源，对于正处于孕期的准妈妈来说，绿色食物无疑是补钙佳品。

黑色食物养肾

五行中黑色主水，入肾，因此常食黑色食物可补肾。黑芝麻、黑木耳等的营养保健和药用价值都很高，它们可明显减少动脉硬化、冠心病、脑中风等疾病的发生率，对流感、慢性肝炎、肾病、贫血、脱发等均有很好的疗效。

看到这里，肯定有好多准妈妈开始头疼该怎样选择，才能"五色俱全"，吃得健康呢？其实，您大可不必这么焦虑，只要您每天的营养足够均衡，搭配合理，就已经做到了饮食的"五彩缤纷"了。我们提供的方法有很多，只要选择其中一种，其他的自然而然就满足了，所以，准妈妈们，加油吧！

多吃芹菜益处多

芹菜，是日常生活中常见的一种食材。由于芹菜自身的味道，可能有许多准妈妈并不喜欢它。但您可能不知道，芹菜的营养价值非常高，对于准妈妈们来说，更是不可多得的养生佳品呢。它含有蛋白质、脂肪、碳水化合物、纤维素、矿物质等营养成分。其中，B 族维生素、维生素 P 的含量较多。矿物质元素钙、磷、铁的含量更是高于一般绿色蔬菜。那么究竟芹菜对准妈妈们有什么作用呢？

养血补虚

芹菜的含铁量较高，能补充准妈妈们身体的血，并能避免皮肤苍白、干燥、面色无华，并能使目光有神，头发黑亮。

111

利尿消肿，镇静安神

　　水肿，是每个准妈妈必经的阶段。孕16周，随着胎宝宝的生长，准妈妈的肚子越来越大，身体的负荷加大，很可能会出现水肿的现象。芹菜含有利尿的有效成分，可消除体内水钠潴留，利尿消肿。另外，从芹菜中会分离出一种碱性成分，对人体有镇静作用，利于安定情绪，消除烦躁。

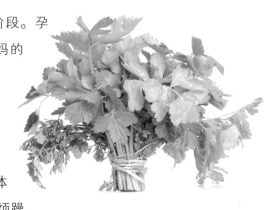

烹调食物要少放味精

　　味精，作为烹调必需的调味品是必不可少的。准妈妈们也一定觉得它不会有什么危害，殊不知，过量食用味精是有害的。

过量食用味精的影响

1. 锌流失，影响胎宝宝大脑发育

　　味精的主要成分是谷氨酸钠，准妈妈如果摄入过多，体内的谷氨酸钠含量会明显提高，谷氨酸钠在人体内会与锌结合，导致准妈妈体内的锌大量流失。准妈妈们如果长期过量食用味精，会造成体内锌缺乏，这会严重影响胎宝宝的大脑发育，胎宝宝出生后的智力会受到很大影响。

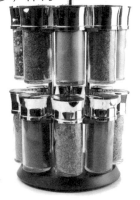

2. 造成水分滞留，出现水肿现象

　　味精吃多了常常会感觉口渴，这是因为味精中含有钠，因为味精不咸，所以很容易过量食用而不察觉。

而过多的钠，会影响准妈妈体内水分的排出，造成水分滞留，出现水肿现象。

味精的食用法

1. 日食用量不超过 5 克

适量的味精摄入对准妈妈们来说还是有好处的，如味精能够过帮助准妈妈补充体内钠离子的流失，提高准妈妈的身体素质，预防疲乏无力、食欲缺乏、精神萎靡、血压下降等不良现象。

2. 凉菜及味浓的菜不必放

准妈妈们不要每道菜都用味精调味，很多菜，如鸡、鱼、虾、肉等本身味道已经比较浓厚，就不必再添加味精做调味料了。而凉菜中味精并不能完全溶解，发挥不出调味的作用，最好也不要放。

3. 含碱性食物中不要放

因为在碱性溶液中，谷氨酸钠会转化成谷氨酸二钠，容易失去食物原有的味道。

4. 避免高温放入

因为当味精温度达到 120℃以上时，其中的谷氨酸钠就会转化成焦化谷氨酸钠，不但会使食物失去原有的鲜味，而且还会产生毒性。

准妈妈也可以吃兔肉

"百味肉"

兔肉也被称为"百味肉"，因其和其他食物一起烹调会附和其他食物的滋味而得名。除此之外，兔肉还被称为"保健肉""美容肉""荤中之素"等，其价值可见一斑。

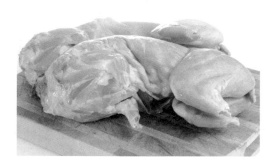

兔肉的营养价值

1. 兔肉富含大脑和其他器官发育不可缺少的卵磷脂，有健脑益智的功效。

2. 经常食用兔肉还可保护血管壁，防止血栓形成，对高血压、冠心病、糖尿病患者益处颇多，并能增强体质、健美肌肉、保护皮肤细胞活性、维持皮肤弹性。

3. 兔肉中所含的胆固醇和脂肪，低于所有其他肉类，是肥胖者的理想肉食，准妈妈们食用兔肉既可以补充营养，又不用担心自己会发胖，好处多多。

4. 兔肉中含有多种维生素和八种人体所必需的氨基酸，含有较多人体最易缺乏的赖氨酸、色氨酸，常食可防止有害物质沉积，让儿童健康成长。

准妈妈们若想补充营养，但又不想自己变胖，可以选择兔肉来吃，并兼有美容之效。

兔肉的正确吃法

1. 兔肉适用于炒、烤、焖等烹调法。可以红烧、粉蒸、炖汤，如兔肉烧红薯、椒麻兔肉、粉蒸兔肉、兔肉圆子双菇汤等。

2. 兔肉肉质鲜嫩，肉中几乎没有筋络，因此，兔肉必须顺着纤维纹路切，这样加热后才能保持菜肴的形态整齐美观，肉味更加鲜嫩；若切法不当，加热后会变成粒屑状，且不易煮烂。

3. 兔肉性凉，宜在夏季食用。

Part 5

好孕17~20周
孕态初显

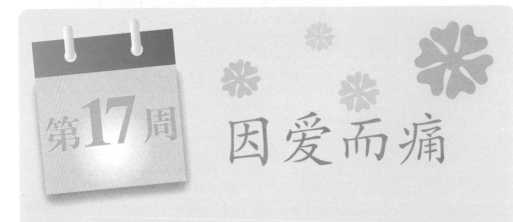

第17周 因爱而痛

爱的指南针

准妈妈指南：孕17周，子宫迅速长大，乳房变得更加敏感、柔软，甚至有些疼痛。小腹凸出明显了，如果你感觉腹中像有小鱼游动，这正是胎儿在羊水中蠕动、挺身体、频繁活动手和脚、碰撞子宫壁而引起的胎动。这阶段须穿上宽松舒适的准妈妈装了。从这周起，正是胎教的最佳时期。你可以与胎宝宝进行交流，把握住这最佳时期，好好建立亲子感情吧，胎儿最喜欢的就是听到妈妈温柔的说话声。

准爸爸指南：本周准爸爸要和准妈妈一起努力，加强对胎儿的听觉、视觉、记忆等方面的训练，最大限度地激发胎儿大脑神经细胞的增殖。准爸爸要多抚摸准妈妈的肚子和宝宝说话，多表达浓浓的父爱，这样可以和宝宝建立良好的亲子关系。记得多和宝宝说话，宝宝也喜欢听爸爸的声音。准爸爸这周可以学习测量一下子宫高度，这样可以较准确地监测胎儿的生长发育情况。

胎宝宝指南：怀孕第17周，胎儿身长达到13厘米，体重达到170克，胎儿此时像一个梨子。胎儿的内耳、中耳、外耳等听觉系统建立；眼睛虽然还闭着，但他的眼球已经能够慢慢移动；他甚至已经开始长脚趾甲了，他的手指和脚趾甲会在整个孕期中持续生长；胎儿此时的骨骼都还是软骨，可以保护骨骼的卵磷脂开始慢慢地覆盖在骨髓上；他的皮肤仍然很薄，脂肪正在沉淀。

补钙还是以食补为佳

钙享有"生命元素"之称，是人体必需的营养元素，尤其 20 岁以后的女性最需要补充。因为，自那时起，骨质密度即开始缓慢减少，30 岁以后减速逐渐加快，从而为骨质疏松症等骨病埋下祸根。其最佳来源有乳制品、豆类、绿色蔬菜等，也就是通过食补来补充人体缺乏的钙质。

补钙对准妈妈们很重要

钙是人体必需的矿物质营养元素，所有的细胞都需要钙。钙除了是胎儿骨骼发育的基本原料，而且直接影响身高和身体其他重要的生理功能。这些功能对维护机体的健康，保证胎儿的正常生长发育具有重要作用。

钙可以让胎儿大脑更好地发育，具有保证大脑正常工作以及在大脑异常兴奋时对其抑制的作用，同时，它还使脑细胞避免有害物质的侵害。

因此，准妈妈在怀孕中期，胎儿骨骼开始发育，需要大量的钙，而胎儿此时就会与准妈妈争夺外来的钙，造成准妈妈缺钙，准妈妈就会出现小腿抽筋、牙齿松动、腰酸背痛等症状。所以准妈妈要及时补充大量的钙质，且每日补充 1000 毫克 ~ 1500 毫克钙。即使到了产后，缺钙严重也会导致准妈妈出现水肿和乳汁分泌不足。所以，为了及时补充身体所需要的营养成分，必须在医师的指导下进行补钙，当然，在服用钙剂和维生素片等前提下，还应该多吃一些富含钙质的食物，因为食物中的钙更有利于身体吸收，能更好地补充胎儿营养的需要。而且，它是补钙的最好方法。

含钙食物有哪些

1. 牛奶

牛奶含钙丰富，还含有多种乳酸、矿物质及维生素，更易于促进人体对钙的消化和吸收。因此，牛奶应该作为日常补钙的主要食品。其他奶类制品如酸奶、奶酪等也都是良好的补钙来源。

健康提示：注意夏天牛奶变质的问题。

2. 蔬菜

蔬菜品种多样，其中有许多蔬菜钙物质丰富。像小白菜、油菜、芹菜等每100克含钙量均在150毫克左右。萝卜不仅含有丰富的维生素，钙的含量也很丰富。

健康提示：绿叶蔬菜每天食用250克左右。

3. 鱼肉

鱼肉富含脂肪酸、氨基酸、维生素等营养成分，而且还含有钾、钙、铁等多种矿物质，这些都是胎儿发育所需的营养成分，而且鱼肉中所含的牛磺酸不但可以促进胎儿脑细胞的成熟，还能有利于准妈妈对钙物质的吸收与利用。

健康提示：注意鱼骨的含钙量也很丰富。

4. 豆制品

大豆是高蛋白的食物，且钙质丰富，是很好的补钙产品。豆腐、豆浆都是很好的补钙食品。这些食物都有利于胎儿的发育生长。

健康提示：豆腐最好不要与菠菜等蔬菜同食用

总之，给胎儿补钙非常重要，需要准爸爸准妈妈们特别注意喽，尤其准妈妈。补钙食品很多，需要精心地挑选。同时，还需要更加有规律的饮食和更合理的饮食搭配，这样才有利于胎儿和准妈妈的健康。

补钙的同时还需补充维生素 D

补钙对于准妈妈来说非常重要，关系着自身的健康和胎儿的健康成长。所以，对于怀孕的准妈妈们来说，要及时补充钙质，来满足胎儿的需求，当然，在补钙的同时千万不能忽视维生素 D 的摄取。

维生素 D 的功用

维生素 D 的重要功能是与钙的吸收和利用有关。

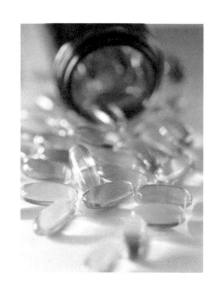

1. 维生素 D 是人体所需要的营养成分，它非常特殊，人体在充足的阳光下可以合成。所以，准妈妈进行适当的户外活动，接受阳光的照射，有利于维生素 D 的补充。

2. 维生素 D 有利于钙的吸收，钙在小肠内需要维生素 D 的参与，从而更好地被人体所吸收，促进骨骼的健康，所以，它常被用来防治儿童佝偻病和成人的软骨症等。所以，准妈妈们应多吃些含维生素 D 的食物，它主要存在于海鱼、动物肝脏、蛋黄和瘦肉中。如大马哈鱼、黄油、麦片和鸡蛋等。

3. 要注意适量补充维生素 D，但也要注意不能过量摄取维生素 D，否则会导致中毒，出现呕吐、腹泻和关节疼痛等症状，而且容易影响胎儿的新陈代谢，因此，最好在医生指导下进行补充。孕中期每天大概在 10 微克左右。

总之，准妈妈补钙时要记住，每天坚持晒太阳至少 30 分钟，并做适度的运动，这样不仅有利于钙的吸收，而且也保障身体维生素 D 的摄取。还有合理安排饮食，它是补钙最好最安全的方法，也是获取维生素 D 的最好方法。

注意补铁，拥有好气血

铁是人体所必需的微量元素，是血红蛋白的重要部分，它参与着氧的运输与储存。铁可以促进发育，增加对疾病的抵抗。补铁是为了补充身体所需要的铁质，从而防止准妈妈因血容量增加导致贫血，因为这个时期正是胎儿吸收母体营养的时期，需要大量的血容量，以致铁的需求量是怀孕前的 2 倍，所以要及时补铁，预防缺铁性贫血。同时，也是为胎儿以后的出生做好储备，避免新生婴儿的贫血。

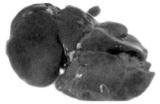

好气血对于准妈妈补铁的重要性

补血，就需要准妈妈要有好的气血。所以，准妈妈平时要多注意休息，不要熬夜。平时可以食用些高营养的各种肉汤以及用黑米、玉米、血糯米、大米做成的糊，再加入已加工成糊状的红枣、核桃、花生、莲子等。尤其是身体比较虚弱的准妈妈在怀孕时，应多喝各种牛肉汤、羊肉汤、猪肝汤、鸡汤、骨髓汤、蹄筋汤等。

并不是所有的寒凉食物进入肚子里都会对身体产生负面影响的，只要与人的体质、吃的季节相搭配，就能起到中和、平衡的作用，是可以吃的。比如夏天，准妈妈身体会大量出汗，可以适量吃些西瓜，它能除燥热，又能补充人体因出汗多而丢失的水分、糖分，这时的西瓜对身体来讲就能起到协调、补血的作用，对气血的调整也十分有帮助。

女人靠气血的推送才能维持正常生理功能，而孕期准妈妈们的补铁更需要好的气血。那么准妈妈们如何注重养血呢？

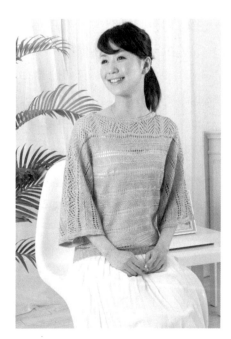

养血应该注意的问题

血足，皮肤才能红润，面色才有光泽，营养才能得到更好地吸收。

1. 神养

保持心情愉快可以增进机体的免疫力，有利于身心健康和胎儿成长，同时还能促进身体骨骼里的骨髓造血功能旺盛起来，使得皮肤红润，面有光泽。所以，应该经常保持乐观的情绪。

2. 睡养

保证有充足睡眠及充沛的精力和体力，并做到起居有时、劳逸结合，还要学会科学膳食，养成现代科学健康的生活方式。

3. 动养

要经常参加体育锻炼，特别是孕中期的准妈妈，更要经常参加一些力所能及的体育锻炼和户外活动，比如散步、做孕妇操、游泳等，以半小时左右为宜。可增强体力和造血功能，胎儿也能从中得到很好的锻炼。

4. 食养

孕期的妈妈日常应适当多吃些富含"造血原料"的优质蛋白质、必需的微量元素（铁、铜等）、叶酸和维生素等营养食物。如动物肝脏与肾脏、动物血、鱼、蛋类、豆制品、黑木耳、黑芝麻、红枣、花生以及新鲜的蔬菜、水果等，以保证营养的充足。

5. 药养

贫血的准妈妈应进行药膳的补养。可用党参15克、红枣15枚，煎汤代茶饮；也可用麦芽糖60克，红枣20枚，加水适量煮熟食用，有补血养血的功效。当然，贫血严重者可加服用补血剂等。

除了这些，准妈妈补铁的同时还要注重自身因素。首先，准妈妈要控制好食欲，不要因为进食的增加，导致胃不容易消化食物，而胃酸减少，影响铁的吸收。其次，准妈妈在控制食欲的同时，要注意合理的膳食，多吃含铁丰富的食物，还有补充一些维生素C，比如橙子、西红柿等，这样有助于铁的吸收。再次，注意气血的养生，多吃一些补血的营养物质，还可以做一些有利于调养气血的舒缓运动。最后，每日铁的供给量应为25毫克左右，不要过量，避免发生铁中毒的危险。

贫血严重时不要排斥补血剂

贫血的原因有很多，需要准爸爸和准妈妈们及时应对，并在医生的指导建议下服用补血制剂，避免贫血严重出现不良反应。

发生贫血的原因

由于孕早期准妈妈出现挑食、厌食等早孕反应，再加孕中期食物中缺乏足够的铁、蛋白质、维生素、叶酸等，可能造成营养不良而引起缺铁性贫血或巨幼红细胞性缺血。孕期急慢性失血，如胃十二指肠溃疡、肠道寄生虫病等，均可以引起小量持续出血而发生贫血。准妈妈由于生理的变化，血容量会随着生理的需要增加而增加，也会因此造成贫血。

随着胎儿的生长发育，铁的需求量在不断增加，于是准妈妈体内的铁被胎儿吸收，而用尽后又未能及时补充，或摄入量少，甚至还存在铁的流失，也会出现贫血现象。

贫血应该如何处理

贫血的预防应从多方面入手。注意不要偏食，应膳食合理。治疗时也要根据贫血种类补充铁元素、叶酸等。

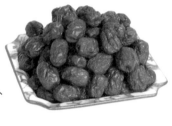

严重贫血会使脉搏加快、心慌、气短，以此下去会导致贫血性心脏病等。而且会影响到胎儿，造成胎儿慢性缺氧，某些器官会受到影响，不能正常发育。而且，因为准妈妈贫血之后血浆蛋白质浓度低，抗体减少，免疫力低下，从而容易感染。因此，准妈妈要注意贫血问题的治疗，多吃一些补血的食物，如猪肝、瘦肉、鸡蛋、新鲜蔬菜等。

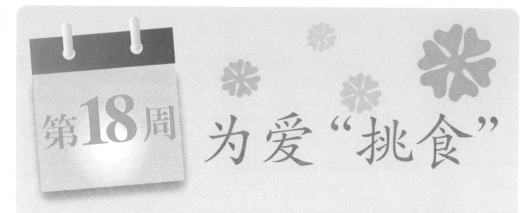

第18周 为爱"挑食"

爱的指南针

准妈妈指南：怀孕第 18 周时，准妈妈身体和心理相对都还是比较稳定的，有足够精力和胎宝宝进行谈话。这时期准妈妈的子宫越来越大，准妈妈的体重增加了 4.5 千克～6 千克，身体的重心开始前移，行动也有所不便，所以准妈妈这时就不要再穿高跟鞋了，换上舒适的平底鞋吧，为宝宝营造一个安全舒适的环境。由于胎儿长大而压迫直肠，准妈妈也可能会受到痔疮和便秘困扰，因此要坚持适当运动。这阶段准妈妈会感觉怎么吃都吃不饱，胃口好得惊人，这时要注意科学地安排饮食，摄取营养要全面、均衡，要学会"挑食"。

准爸爸指南：由于宝宝和妈妈的互动渐渐地多了起来，准妈妈大部分精力和心思都会放在胎宝宝的身上，满脑子都是这个小生命，凡事都以体内的胎儿为出发点，这时准爸爸可能会"吃醋"了，他觉得准妈妈越来越不在意自己了。

准爸爸这时候千万不要闹脾小脾气，要理解准妈妈的心情，不要因为你的情绪让准妈妈不开心。

胎宝宝指南：第 18 周，宝宝现在大概有 14 厘米长，重 170 克～200 克。他连接胎盘的生命纽带——脐带，长得更粗、更强壮了；他的骨骼几乎全部是类似橡胶似的软骨，渐渐骨髓会产生保护骨骼的"卵磷脂"，骨骼会变得越来越硬；他的耳骨完全形成了，而且已长到正常的位置，他的脑部加工来自耳部信号的中枢也形成了；这阶段，他会在妈妈为他建造的"大房子"里频繁地变换姿势、做各种动作，越来越淘气了。

防止体重增长过快的饮食对策

体重增长过快，一是由于准妈妈自身营养缺乏而引起，二是由于准妈妈饮食的不合理，暴饮暴食，导致体重过快增长。下文我们会有针对性的提及。

应正确对待孕期体重增长过快问题

体重增长一直是准妈妈们担心的问题，尤其是怕产后身材变得肥胖，不容易减掉，所以就要想方法去应对。

准妈妈体重增加的原因是在于进入孕中期后，准妈妈的食欲大增，会随着传统的观念进行大补，而且进入吃得越多越好的这些传统观念的误区，于是，在家人的配合下着手进行大规模的饮食计划。当然，孕中期正是胎儿发育的关键时期，只有补充足够的能量和营养才能满足其胎儿生长发育的需求，而此时准妈妈体重增加也是正常的，但是，这也不能成为准妈妈不加限制地进食的原因。

过度饮食不仅造成体重的增加，而且会导致妊娠糖尿病的产生，影响胎儿健康。

给准妈妈的饮食对策

1. 避免每餐进食过多、过饱，要少食多餐，特别是不要在过于饥饿时再去吃东西。

2. 食物要多样选择，这样更有利于荤素和粗细的搭配，营养合理。

3. 合理控制饮食，少吃热能高的食品，如肥肉、糖果、油炸食品，少喝或不喝含糖饮料。多进行体育活动，少看电视等，还有尽量不吃零食，两餐间可以选择核桃、瓜子、花生和水果。

总之，调整饮食结构，进行合理的营养搭配更有利于胎儿的健康和防止准妈妈体重过快增长。

谨防这些"糖衣炮弹"

很多使人肥胖、不健康的食物都是准妈妈们孕前喜爱的食物，怀孕了，也改不了这些习惯，殊不知这样会危害自己和胎儿的健康。

注意孕期食物的选择

准妈妈们在孕前可能有很多嗜好，有的喜欢吸烟、饮酒，有的喜欢食用辛辣或高糖食物等。这些对于平常的人来说可能不算什么问题，而对于计划怀孕的夫妻，尤其对已经怀孕的准妈妈们而言，这些可能就会影响准妈妈怀孕期间的健康。

由于，准妈妈是特殊人群，不仅要吃一些营养丰富的食物，而且要对膳食结构和饮食卫生等方面也十分注意。而且怀孕期间，胎儿器官不断发育，需要充足的营养供给，所以在充满诱惑的美食面前，哪些食物不能吃，哪些食物能吃，就显得特别重要了。看看下面的介绍，你就知道哪些食物不要吃喽！

准妈妈禁忌这些"糖衣炮弹"

1. 刺激性食物，如麻辣、过凉的食物，这些都会给胎儿造成不良影响，而且没有任何营养。辛辣食物常常可以引起准妈妈的消化功能紊乱，如胃部不适、消化不良、便秘，甚至发生痔疮。这些刺激强的食物也会影响嗅觉和味觉，从而影响消化功能。由于怀孕后胎儿的长大，本身就可以影响准妈妈的消化功能和排便，如果始终保持着进食辛辣食物的习惯，结果一方面会加重准妈妈的消化不良和便秘或痔疮的症状，另一方面也会影响准妈妈对胎儿营养的供给。因此在计划怀孕前 3 ～ 6 个月应改掉吃辛辣食物的习惯。

2. 油腻性食物，如煎炸、荤腥食物，还有烧烤类食物。少吃油腻和荤腥食物能有效地缓解恶心、呕吐等反应，煎炸的食物也会引起消化不良和便秘等问题，烧烤类食物不仅油腻，而且还含有致癌物质等。

3. 过咸的食物，如腌菜等，因为食物过咸，会增加准妈妈的负担，引起高血压、水肿等症状，而且过咸食物中所含的亚硝酸盐，有较强的致癌作用，不利于胎儿的健康。

4. 人工食品，如膨化类食品、方便面等。这些都是人工制成，里面加入了不利于人体健康的各种防腐剂、色素。

5. 碳酸饮品，如可乐等，因为碳酸饮料含有碳酸，它的大量摄入会引起碳酸和钙的比例失衡，不利于人体钙的吸收，而且饮料中含大量糖分，易造成肥胖。

6. 甜性食品，如糖、蛋糕等，因为经常食用高糖食物，常常可能会引起糖代谢紊乱，甚至成为潜在的糖尿病患者。怀孕后，由于体内胎儿的需要，准妈妈摄入量增加，如果继续维持怀孕前的饮食结构，则极易出现妊娠期糖尿病。这样不仅危害准妈妈本人的健康，更重要的是危及胎儿的健康发育和成长，并易出现早产、流产或死胎等。

所以，要养成良好的饮食习惯，拒绝这些"糖衣炮弹"的诱惑。

怎么喝奶更有营养

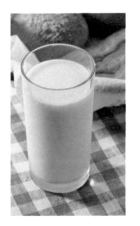

牛奶营养丰富、容易消化吸收、物美价廉、食用方便，人称"白色血液"，是最理想的天然食品，它所具有的原生营养性是其他任何人造营养品都无法比拟的。尤其是新挤出的牛奶含有溶菌酶等抗菌活性物质，能够在 4℃ 下保存 24 ~ 36 小时。这种牛奶不仅营养丰富，而且保留了牛奶中的一些微量活性成分，如免疫球蛋白、细胞因子、生长因子等，对胎儿的生长发育最有好处。

牛奶的妙用

牛奶中含有多种能增强人体抗病能力的免疫球蛋白抗体。当你心烦意乱的时候，不妨去喝一大杯牛奶安安神。睡前喝一杯牛奶也可促进睡眠，不妨准妈妈都去试一下。

牛奶含有脂肪、蛋白质、维生素、矿物质，特别是含有较多 B 族维生素，它们能滋润准妈妈肌肤，保护表皮、防裂、防皱使皮肤光滑柔软白嫩，使头发乌黑、减少脱落，从而起到护肤美容作用。

牛奶是准妈妈在怀孕期间的营养佳品，如果饮用不合理不仅吸收不到奶里面的营养，也会造成身体里营养的流失，因此，科学合理地喝牛奶才会有利于人体的吸收。

这样喝牛奶更健康

准妈妈要科学地喝牛奶，这样胎儿就会健康成长。

1. 不要空腹喝牛奶。因为牛奶的成分主要是水，当牛奶进入胃肠道后，一方面稀释了胃液，使食物不能得到充分的分解与酶化，不利于营养吸收；另一方面，牛奶在肠道内停留时间较短，不利于多种营养的充分吸收。因此，为了使牛奶中的营养物质充分被人体吸收利用，应该在喝牛奶之前吃一些面点为好。

2. 不宜高温加热。否则牛奶里蛋白质受高温影响，状态会发生变化，形成沉淀物，营养价值降低，不利于胎儿的发育。还有牛奶加热时间过长，牛奶中的乳糖会慢慢焦化，不但使牛奶颜色发生变化，还逐渐分解形成乳酸，同时还会产生少量的钾酸，使牛奶带有酸味，而且牛奶中含有的少量维生素 C 也会被破坏掉。

3. 不要与茶同饮。与茶同饮，茶里所含的鞣酸会影响牛奶中钙在肠道内的吸收，不利于消化。

4. 牛奶加热的同时不应该立即加入白糖。否则牛奶中的赖氨酸与白糖化合产生果糖，它在高温下生成果糖基氨基酸。它是一种不但难被人体吸收且不利于人体健康的化合物。所以，准妈妈们做的正确方法是，待牛奶加热稍微晾一下后，再加白糖为好。

5. 不要喝冰冷的牛奶。因为牛奶冷冻后，牛奶中的脂肪、蛋白质分离，味道会明显变淡，营养成分也不易被吸收，胎儿也得不到想要的营养。

6. 病人服药时，最忌讳的是将牛奶与药物同时服用，而孕期中的准妈妈也同理。因为，牛奶和药物在混合一起后，会使药物表面形成一层保护膜，将药物包裹在里面，直接阻碍药物中有效成分的释放；同时牛奶也会在胃壁表面形成一层保护膜，阻止胃黏膜对药物的吸收。

7. 鲜奶避免阳光直射，否则牛奶里面的维生素就会慢慢流失，使人体吸收不到营养，也不利于胎儿的成长发育。

还要特别提醒准妈妈们，平时一定要注意，牛奶与很多食物都不能同用，比如韭菜、巧克力、碳酸饮料、红糖等常见的食物，否则会对人体产生伤害，影响胎儿安全。同时，喝牛奶的时间也比较讲究，早餐喝一杯牛奶，可以提供身体所需要的能量。晚睡前喝牛奶更有利于睡眠，同时使准妈妈和胎儿进入睡眠状态，保持身体的健康。

每天牛奶的摄入量应该在 250 毫升 ~ 500 毫升。

吃鸡蛋有讲究

很多准妈妈喜欢吃鸡蛋，但也只限于食用，并不知道它的营养丰富在哪里，还有它应该怎样吃会更加有营养。

鸡蛋的营养不可小视

鸡蛋是我们常吃的食物，物美价廉，营养丰富，含有蛋白质、维生素及多种矿物质等。鸡蛋蛋白质中的氨基酸易于人体消化和吸收，对人体的作用极大。

鸡蛋的营养成分，尤其是磷脂特别符合胎儿生长发育的需要。一个中等大小的鸡蛋可以与200毫升的牛奶相媲美，不仅有益于胎儿的脑发育，而且有利于提高产后母乳的质量。

鸡蛋原来这样吃

1. 吃鸡蛋必须吃彻底煮熟的，否则鸡蛋会有细菌残留，影响母体健康。

2. 孕中期吃鸡蛋不应该过多，1～2个为宜。因为吃太多鸡蛋，不仅不会对身体有利，反而影响健康，吃得过多会增加准妈妈胃和肠的负担，不利于消化吸收。

3. 鸡蛋蛋白生物价值较高，有益于胎儿脑的发育和提高产后母乳的质量；而每天吃1～2个蛋黄，有利于保持良好的记忆力等。

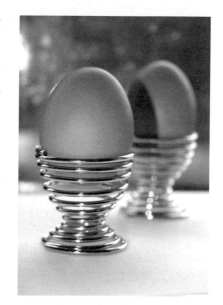

4. 准妈妈吃鸡蛋时要细嚼慢咽，否则影响吸收和消化。可以做一些鸡蛋羹、鸡蛋汤之类的，以保证身体更好地吸收。其中，煮鸡蛋是最佳的吃法，用沸水煮5～7分钟为宜。

5. 应少食茶叶蛋，因为茶叶中的鞣酸和鸡蛋里的铁元素结合，而影响对铁的吸收。

6. 吃鸡蛋时，切记不要和糖类、豆浆等同用，因为同食会使鸡蛋中的黏液蛋白与豆浆中的胰蛋白酶结合产生不易被人体吸收的物质。鸡蛋中的维生素C含量较低，可以配合一定量的蔬菜食用。

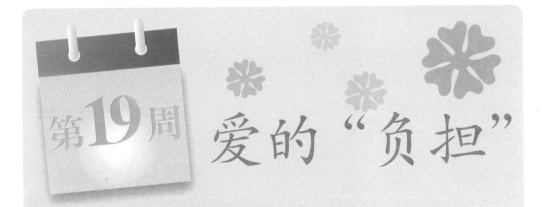

第19周 爱的"负担"

爱的指南针

准妈妈指南：怀孕第 19 周，准妈妈的子宫逐渐增大、体重增加、腹部已经隆起，看着自己的腹部一天天大了起来，准妈妈心里是不是很开心呢？但此期间你的血流量也会明显增加，大量的雌激素可能会使准妈妈脸上出现黄褐斑和黑斑，但这是正常的，不要过于担心，产后斑点会变淡或者慢慢消失的。准妈妈每天就数数胎动、听听胎心、补充营养、适当运动，和宝宝享受每一个幸福时刻吧。

准爸爸指南：这周要带准妈妈去做一次 B 超，看看胎儿生长发育情况，确定是否健康，再查看一下脐带和胎盘；准爸爸也可以跟准妈妈一起参加准妈妈课程，很多准妈妈学校的课是需要准爸爸和准妈妈一起去的，需要两个人配合的，这样不仅可以学到更多的陪产知识，能更好地和准妈妈关爱这个小生命，还能让准妈妈感到丈夫那份深深的爱，心里会很感动。

胎宝宝指南：孕 19 周，你的宝宝现在大概 15 厘米长，重 220 克左右。胎宝宝小胸脯会时不时地鼓起来，这是他在呼吸，不过口腔里流进去的是羊水而不是空气；他在本周最大的变化就是感觉器官开始按照区域迅速地发展，脑部分管触觉、味觉等各个感觉神经的神经细胞正在分化；胎宝宝的腺体开始分泌出具有防水作用的皮脂；这时候的他在子宫里甚是活跃，用他那越来越灵活、协调的动作不停地后仰、踢腿、屈体、伸腰、滚动。

孕期节食影响宝宝发育

当今，很多女性为了追求苗条的身材，而在怀孕期间选择节食。但苗条的身材本来就不属于孕期，这个时候，准妈妈们应该分清主次，一切以胎儿的生长发育为主。

孕期节食不可取

多项早期研究表明，怀孕期间疯狂节食、饥饿和食物短缺都对胎儿发育不利。《美国国家科学院院刊》刊登一项新研究表明，准妈妈怀孕前半程减少关键营养和热量摄入，会阻碍胎儿大脑正常发育。也就是会导致日后宝宝智商降低和行为问题增多的危险。所以，研究人员呼吁，孕期最好不要节食，以免影响母婴健康，而少女妈妈和高龄产妇孕期节食的危害会更大。

专家建议，如果你是一个身材比较胖的准妈妈，你可以把饮食结构稍微调整一下，适当地减少碳水化合物的摄入，增加蛋白质、脂肪，甚至蔬菜的比例。

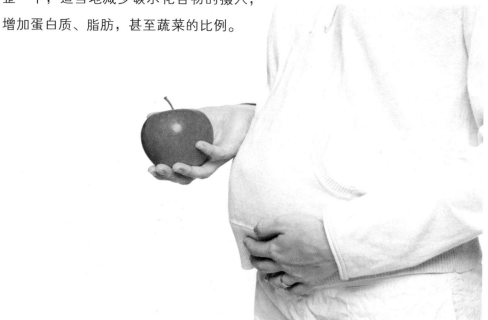

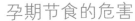

孕期节食的危害

准妈妈在怀孕期间，新陈代谢变得旺盛，而此时与妊娠有关的组织和器官会增重，一般要比孕前增重 11 千克左右。如果盲目地节食，将会造成准妈妈血浆蛋白降低而出现营养不良等其他疾病。如准妈妈对铁元素摄取不足，还会使贫血症状加重。还有准妈妈节食会限制钙质的吸收，会导致母体骨质软化，胎儿易患佝偻病。

体重增加，身体发胖是必然的了，不必担心和控制。这时就要摄入足够的营养。营养不良给胎儿带来的后果，如蛋白质缺乏，影响神经系统发育，使胎儿智力低下；无机盐、钙等元素缺乏，影响骨骼、牙的生长发育，会得软骨病；维生素的缺乏，免疫力下降，影响健康，导致胎儿发育不完全；脂肪缺乏，再加上心脏、肝脏内贮藏的糖原，也就是能量来源，会明显减少，胎儿就经不住出生时分娩的考验，之后还容易发生低血糖和呼吸窘迫综合征等情况。研究表明，畸形胎儿也与母体营养供给不足或缺少某种营养有关。

要记住，体重上升是健康孕期的一个最为主要的迹象。还有饮食良好并体重不断适当增长的准妈妈更有可能生下健康的婴儿。

总之，孕中期是胎儿发育的关键时期，胎儿需要从母亲身体里吸取营养，而准妈妈在这期间也会进食增加，食欲变好，身体也会自然发胖，其实这些都是正常现象，不要怕影响体型而去选择节制饮食，这种做法是非常有害的。

狼吞虎咽不利于营养吸收

吃东西时很忌讳狼吞虎咽，一是不利于食物的消化；二是也不利于营养的吸收。甚至有时会适得其反，造成胃的负担过重，得一些胃病，很不划算。准妈妈进食是为了充分吸收营养，保证自身和胎儿的营养需要。所以，进食时千万不要狼吞虎咽，细嚼慢咽才是"王道"。

首先，食物不能与消化液充分接触混合。因为食物没有通过充分的咀嚼，使其进入肠胃，与消化液接触的面积会大大缩小，影响食物与胃液的充分接触，从而导致食物中的营养不能被人体充分吸收，降低了食物本身的价值。

其次，消化吸收是靠消化液中的各种消化酶来完成的，人在进食时，慢慢咀嚼食物可以使消化液的分泌增多，可通过唾液和胃液的分泌，从而产生消化酶，来帮助人体更好地从食物中吸收营养物质。细细咀嚼食物引起的胃液分泌比食物自身刺激肠胃而分泌的胃液数量大，含酶量高，持续时间更长，消化食物的质量也就会更好。

此外，有时食物咀嚼不够，还会给胃造成负担，损伤胃黏膜，从而易患肠胃病。

怀孕中期准妈妈进食时总之要特别注意，不要囫囵吞枣、狼吞虎咽，这些都不利于营养的吸收和消化，不利于胎儿健康。

暴饮暴食不是好习惯

上文我们也提及到，体重过快增长的一大原因就是准妈妈们胃口大开，暴饮暴食，不加限制。这里我们就详细地介绍暴饮暴食的其他坏处，所以，准妈妈们要记在心里哦！

体重增长，饮食是关键

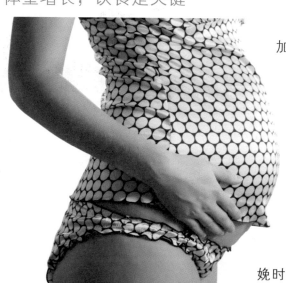

怀孕中期，准妈妈胃口大开，加强孕期营养，都是必需的，但不是说吃得越多越好，过多的饮食，也就是所谓的暴饮暴食，会导致准妈妈体重增加，营养过剩，对其自身和胎儿都没有任何好处。

吃得过多会使准妈妈体重剧增。此时，体内脂肪蓄积过多，导致组织弹性减弱，分娩时易造成滞产或大出血，并且过于肥胖的准妈妈有可能发生妊娠期高血压疾病、妊娠期糖尿病等疾病。吃得过多也会使胎儿身受其害。一是容易发生难产，胎儿体重越重，准妈妈分娩越困难，影响胎儿心跳而发生窒息。胎儿出生后，也会由于脂肪细胞的大量增殖，引起肥胖，甚至是终生肥胖。二是围产期胎儿死亡率高。经统计，准妈妈体重增加如果超过 13 千克，围产期胎儿的死亡率比正常怀孕的准妈妈的危险高达 2 ~ 5 倍。

因此，准妈妈要合理安排饮食，不可无休止地过度进食，造成体重增长过快，以至出现许多并发症，威胁到产妇及胎儿。所以，要少吃多餐，合理进食。

注重生活细节，合理安排饮食

《万氏女科》云："妇人受胎之后，最宜忌饱食，淡滋味，避寒暑，常得清纯之气以养其胎，则胎气完固，生子无疾也。"也就是说准妈妈怀孕期间最忌讳暴饮暴食，应增加清淡类食物的摄入，比如蔬菜和水果，而这些对于胎儿的健康十分有利。

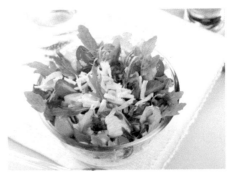

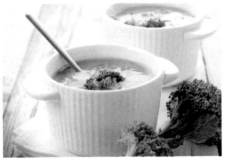

一般来说，准妈妈怀孕后，每天需要 2600 千卡热量，比平时增加 300 千卡热量。所以，尽量粗细粮搭配，荤素食兼有，品种广泛多样，食量合适，以满足准妈妈热量的需要。关键是要搭配均匀，防止偏食，而不必过多地进食无度。

首先，要有适当的主食，因为孕中期准妈妈基础代谢增加，主食的供应是确保身体有足够的热量。主食最好粗细搭配，玉米面和小米、麦片等粗粮，每天都要吃一样。其次，多增加动物性食品，比如动物肝脏，它是优质蛋白、铁、叶酸及很多必需维生素的主要来源，所以，每周要吃 1 ~ 2 次。再次，要讲究烹饪方法，减少维生素的流失。最后，要少食多餐，让准妈妈胃的负担不要过重。

饭后活动有利健康

饭后不活动是不利于健康的，但也不是指做剧烈的活动，可以适当增加运动量，做些轻微的活动。因为饭后剧烈运动，会造成胃的负担，并使准妈妈发生恶心、腹痛等症状，不利于胎儿保健。

常运动好处多

到了孕中期，胎儿成长到了 4 ~ 7 个月，各项指标已经相对稳定，同时，也过了孕早期流产的危险，一些不适的生理状况已得到了改善，也知道如何去应对。不必在像孕早期那样蹑手蹑脚，可以做一些适量的运动，尤其是在饭后，因为饮食过后，身体里还有许多营养没有被完全吸收，所以要在饭后 1 ~ 2 个小时后运动，这样会利于身体健康和胎儿发育。

我们可以在这阶段延长活动和运动时间，一是为了帮助消化，二也是为了增加身体健康，为胎儿出生后做准备。但一定要根据自己的实际情况做准备，比如散散步、做健身操等，之前坚持运动的话，可以选择打乒乓球、健身球等。切记不要做剧烈运动，避免过高或过低的劳动，以免发生意外。

散步是准妈妈们的最佳选择

散步是饭后的最佳选择，也是最安全的运动方式，不会带来任何危险，可以增加人的耐力，对以后的分娩很有好处。同时，准妈妈在散步的时候，也在刺激肚里的胎儿运动，使胎儿出生后更加健康。每日散步应控制在半小时到一个小时，最好选择在空气流通和环境好的地方进行。白天，选择在阳光下散步，可以促使体内形成维生素 D，有利于钙、磷等元素的吸收，对胎儿骨骼发育也特别有利。晚上，应选择在灯光明亮的地方，以免发生意外。

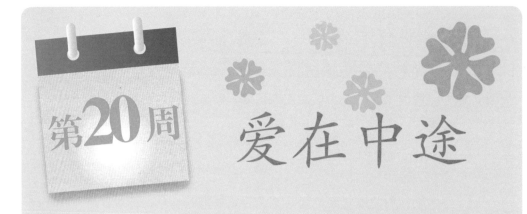

第20周 爱在中途

爱的指南针

准妈妈指南：进入孕20周，你已经走过了一半的孕程。这时准妈妈子宫日渐增大，肚子外膨，腰部曲线消失，此时俨然就是一个标准的准妈妈了。由于子宫增大，压迫盆腔静脉，准妈妈可能会双腿水肿，以足背及内、外踝部水肿更为多见；子宫挤压肠胃，你也可能常常感到到饱胀、便秘。这期间，科学饮食还是很重要，准妈妈要把更多精力放到增强营养上，要做到均衡饮食，但是千万不要暴饮暴食。

准爸爸指南：准爸爸要帮助准妈妈测量宫高，还要和准妈妈一起进行胎教。要为准妈妈选好胎教音乐、购买胎教书籍，最好多选择几张不同风格的胎教光盘，除了选择有关胎教知识的书籍以外，可选择一些名著进行阅读。另外为了更好地促进你的小宝贝健康成长，用你那富有磁性的声音为宝宝轻轻哼唱一些拿手歌曲吧，宝宝会很开心地回应你的。

胎宝宝指南：第20周，宝宝现在长15厘米～16.5厘米，约重255克。他不但会吞咽羊水，而且肾脏也能制造尿液了；小家伙的身上覆盖了一层白色的、滑滑的胎脂；他的眉毛和眼睑完全发育成熟了；味蕾正在形成；此时的宝宝在学习分辨你与其他人的声音，并且很快会显示出对你声音的偏爱；他还是会很淘气，不停地翻滚，显示他的健壮。

高钙、高铁食物不能同时吃

含钙的食物和含铁的食物，都是准妈妈在孕期需要的营养。缺钙会导致胎儿的骨骼和牙质不坚硬，而缺铁也会导致准妈妈发生缺铁性贫血，影响胎儿健康。但两者还是要区别对待，最好不要同时食用。

钙对人体的重要性

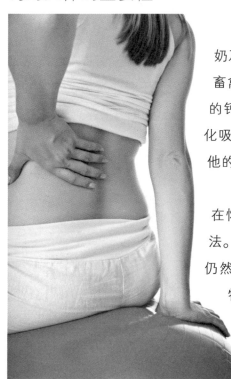

含钙量丰富的食物有很多，如芝麻酱、奶及奶制品、豆类、虾皮、海带、坚果等，粮食、畜禽肉类和水果中钙的含量比较少。食物中的钙在体内的吸收率都比较低，就是最易消化吸收的牛奶，钙的吸收率也只有50%，其他的含钙食物吸收率就更低了。

曾经有调查显示，几乎所有的准妈妈们在怀孕时都缺钙，临床经验也证实了这个说法。原因是中国人饮食结构中乳制品的摄入仍然不高，孕期胎儿骨骼和牙齿的发育，又特别需要钙，单纯地依靠饮食已经满足不了这种需求。因为，准妈妈们每天需要1000毫克～1500毫克的钙，除去从食物中获取，还需额外地补充600毫克左右。

因此，营养学家建议，在调整膳食结构、增加食品中钙的摄入外，对孕中期的准妈妈来说，还应长期服用优质钙制剂，以满足人体对钙的需要，同时让胎儿更加健康。但由于准妈妈缺钙的症状多是抽筋、骨头酸痛等，也有可能没什么症状，所以很容易被准妈妈、准爸爸忽视，即使医生开出钙片，也有些准妈妈不愿意服用，一是嫌麻烦，二是怕补过了有副作用。准妈妈如果严重缺钙，会导致孩子将来患佝偻病，自己产后也会骨质疏松，这些疾病带来的困扰要远远大于孕期坚持补钙。补钙的时间全天均可，但钙在晚上流失得会多一些，所以晚饭后补钙效果更佳。

铁对人体的重要性

进入孕中期，准妈妈容易烦躁不安和疲惫不堪，这也许就是贫血的症状，要及时补铁。如果由于营养不足而造成缺铁，不仅危害自己的身体健康，而且直接影响到胎儿的生长发育，影响孩子未来的健康。

铁缺乏是准妈妈怀孕期常见的营养缺乏问题之一。对于那些想要怀孕的准妈妈，提倡应尽早补铁，以预防孕期出现铁缺乏而造成贫血。有很多含铁丰富的食物，比如动物性食物中含铁最高的是猪肝，其次还有鱼、瘦肉、牛肉、羊肉等；植物性食物中大豆的含铁量最高；蔬菜中含铁较高的有韭菜、口蘑等，水果中含铁高的有桃子、香蕉等。在上述食物中，动物性食物和大豆不仅含铁量高，而且铁吸收率很高。

含钙和含铁食物最好不要同时食用

高钙和高铁的食物都是人体所必需的营养，更是准妈妈怀孕期间自身和胎儿所需要的营养，它们维持着基本的生命平衡。但两者尽量不要同时食用，因为准妈妈体内钙与铁的代谢要保持平衡状态呈正相关，否则抑制状态呈负相关。当出现正相关时，体内钙、铁相互平衡，表现为胎儿不患或少患疾病，反之，则出现相反状态。

所以，高钙和高铁的食物最好不要同食用，即使食用时也要间隔一段时间。比如食用含铁食物的同时不要喝含钙的牛奶，因为牛奶中的钙质会使铁凝固，使铁不能很好地被人体吸收，而导致贫血。

补血食物小锦囊

血液是人体生命活动的重要物质基础，它包含人体所需要的各种养料，对全身各种功能起着营养作用。血虚是指血液不足或滋养功能减退而导致脏腑的生理功能失调，出现某些生理变化。

补血对人体的重要性

由于每个人的身体结构和生理周期不同，女人比男人更容易发生贫血。而怀孕期间的准妈妈因为其生理上的变化及成长中胎儿的需要，贫血现象就时有发生。

总结准妈妈贫血的原因主要有：随孕周期增加，血容量增加，血液相对稀释，以及胎儿在母体内生长发育对铁的需求量增加，使母体铁含量不足，而导致贫血。其中，铁元素缺乏是造成贫血的主要原因。所以，补血食物以含有铁质的胡萝卜素为最佳，有的人以为常吃蔬菜类食物才会导致贫血。专家指出这是错误的观念， 植物性的食物不但含有铁质、胡萝卜素及其他养分，还有易于消化吸收的优点。

所以选择高级补品来补血是错误的。之前我们提到过补钙最好是食补，很多专家也提醒我们，补血也是以食补最佳。及时补血可以使胎儿得到想要的养分，又可以避免准妈妈缺血严重造成贫血，危及健康。

营养原则的制订

1. 多吃和常吃一些有补血作用的食物。

2. 适当多吃些富含"造血原料"的优质蛋白质和必需的微量元素。

3. 适宜吃些补气、健脾的食物。

4. 多吃些蔬菜，以参与血红蛋白的生成等。

补血食物的介绍

胡萝卜：胡萝卜富含 B 族维生素、维生素 C，且含有一种特别的营养素——胡萝卜素。 胡萝卜素对补血极有益，所以用胡萝卜煮汤，是很好的补血汤饮。

金针菜：金针菜含铁量最大，比菠菜要高 20 倍，还含有维生素、蛋白质等，且有利尿、健胃的作用。

黑豆：吃豆是非常有益健康的，尤其是黑豆可以生血、乌发。黑豆的吃法随个人之便，孕期可用黑豆煮乌鸡来食用 。

补血食物的禁忌

1. 有很多食物是准妈妈们在补血时不应该食用的，比如不能吃太多的膳食纤维，因为每天超过 50 克，就可能降低蛋白质的利用率，影响矿物质的吸收。燕麦、玉米等谷物以及绿豆等多种杂豆里，含有"抗营养"的植酸等物质，它们会阻碍钙、锌等物质的吸收，还会延缓蛋白质的吸收。

2. 应限制食用过多脂肪，因为它会抑制人的造血功能，且对贫血的准妈妈的消化和吸收也有影响，每天摄入脂肪量应在 50 克左右为宜，最多不超过 70 克。

3. 还应该少吃碱性食物和辛辣、生冷的食物，因为碱性食物的食用，不利于铁质的吸收，而辛辣、生冷的食物不易消化。

以上就是给您介绍的补血相关知识，您一定要牢记呀！

有些蔬菜焯烫后吃更有益

很多人烹饪蔬菜时，都需要焯烫一下，不但更容易熟，而且安全放心。

哪些蔬菜可以焯烫

一类是含草酸较多的菠菜、竹笋、茭白等。草酸在肠道内会与钙结合成难吸收的草酸钙，干扰人体对营养素的吸收，还会形成结石。而草酸溶于水，焯烫可去除大部分草酸。

另一类是菜花、西兰花等十字花科蔬菜，直接炒不容易熟，也要焯烫一下。

最后一类是马齿苋等野菜，用开水焯烫一下可彻底去除尘土和小虫。

此外，荸荠去皮后焯烫一下再吃，会更加卫生。香椿也可以焯烫，因为香椿含有较多硝酸盐和亚硝酸盐，可能会在体内形成致癌物。而用水焯烫香椿 1 分钟左右就可以除去 2/3 以上的亚硝酸盐和硝酸盐。因此，烹调香椿前都要焯烫一下。并且它的香气主要来自不溶于水的香精油，所以焯烫并不会影响菜品的风味。

专家提示

要知道从营养学的角度来分析，蔬菜焯烫过后，其中的水溶性营养成分会受到损失，比如对人体有益的维生素 C、B 族维生素、胡萝卜素等，都会流失到水里。但如果在沸水中加入 1% 的食盐，也就是使其接近生理盐水的溶液，蔬菜就处在体内外浓度相对平衡的环境中，其可溶性成分扩散到水中的速度就会减慢。但是切记盐不能放得太多，大半锅水半勺盐即可。

焯烫蔬菜的好处

那焯烫后食用蔬菜的好处有哪些呢？下面为你慢慢介绍：

1. 可以除去蔬菜上残留的农药。

2. 用开水焯一下，可以避免草酸被人体吸收，与钙结合形成肾结石。因为有很多草酸含量高的蔬菜，经常被我们食用，如菠菜、茭白、空心菜。

3. 可以去除一些蔬菜里的辛辣苦涩味。

4. 做凉拌菜的时候，把蔬菜焯烫一下，可以杀死附着在表面的微生物，这样吃起来更安全。

其实不是所有的蔬菜都可以焯烫，况且焯烫方法不对，还会使水溶性营养成分受到损伤。有些蔬菜直接生吃会更好。像生菜、萝卜、黄瓜、大白菜心等蔬菜洗干净后直接吃，营养素会保留得更全面。生吃的蔬菜最好选择无公害的绿色蔬菜或有机蔬菜。

多吃富含维生素 C 的食物

维生素 C 是人体所需营养素中六类物质中一种，它是维持正常生命过程所必需的一类有机物，维生素 C 主要存在于新鲜的蔬菜和水果中，也以氧化型及少量结合态存在。它维持着人体的正常功能，有利于促进钙和铁的吸收。

维生素 C 对准妈妈身体的重要性

维生素 C 是一种水溶性维生素。它不仅能促进胎儿牙齿的生长，还能促进胎儿皮肤、骨骼和造血器官的生长。维生素 C 又叫抗坏血酸，具有重要的生理作用。它不但参与了人体一些组织的形成，而且对人体有很好的保护作用，能增强准妈妈母体的抗病能力。

胎儿在准妈妈怀孕期间牙胚就开始形成了，如果在牙齿形成时期缺乏维生素 C，牙质不能正常形成，造成牙基质不良，出生后牙齿容易损伤和产生龋齿。所以，维生素 C 对胎儿的发育意义更大。如果准妈妈维生素 C 摄入不足，维持妊娠的激素分泌不充分，就会造成胎儿发育不良，从而导致死胎、早产、流产以及妊娠高血压疾病，对胎儿造成危险。

富含维生素 C 的食物有哪些？

孕期，准妈妈要多食用一些富含维生素 C 的蔬菜和水果。比如下面几种食物就富含维生素 C，需要准妈妈们多食用。

西红柿，它维生素 C 的含量较高，多吃西红柿是很好的补充维生素 C 的方法。

南瓜，它含有人体所需的多种氨基酸，当然还有很高的维生素 C 含量，十分有益健康。

苹果，苹果中的维生素 C 是心血管的保护神，是心脏病患者的健康元素。

猕猴桃，它可以号称是"维 C 之王"，维生素 C 的含量富足。

辣椒，辣椒中维生素 C 的含量居第一位。

橘子，它含有丰富的维生素 C，一个橘子就几乎满足人体每天所需的维生素 C 量，是天然的抗氧化剂。

红薯，含维生素 C 也很丰富，维生素 A 含量接近于胡萝卜的含量。常吃甘薯能降胆固醇，减少皮下脂肪，补虚乏，益气力，健脾胃，具有护肤美容之功效。

准妈妈怀孕期间多吃新鲜水果和蔬菜有利于补充维生素 C。但维生素 C 片剂虽然毒性很小，但服用过多也会产生一些不良反应。

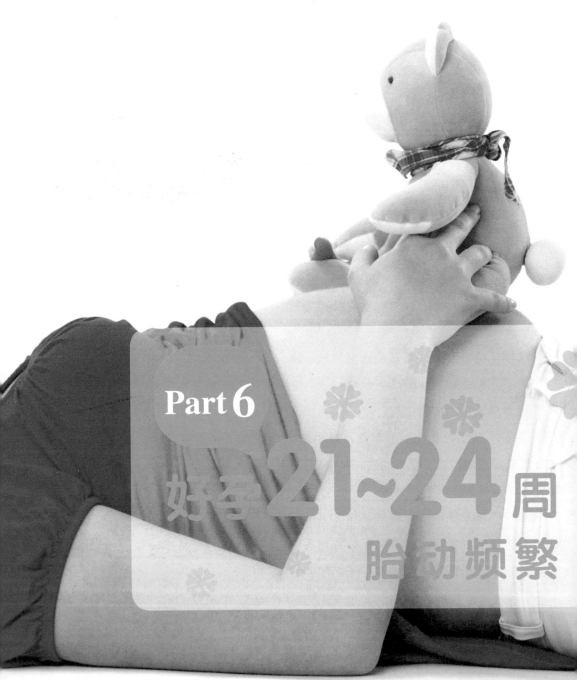

Part **6**

好孕 **21~24** 周

胎动频繁

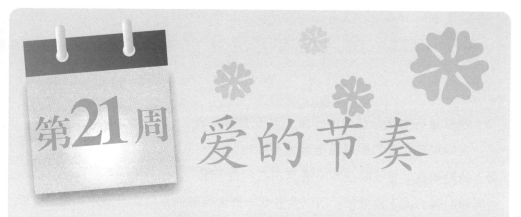

爱的指南针

准妈妈指南：进入怀孕第 21 周，准妈妈的体重增加了 4 千克～6 千克，受孕激素的影响，手指、脚趾和全身关节韧带变得松弛，行动有点迟缓和笨重，呼吸也变得急促，特别是上楼梯的时候。随着子宫的增大，这种状况会更加明显。一般到了这个时候，你的母亲和各种亲戚朋友都会给你提供各种各样关于怀孕保健和抚养孩子的方法和建议，不妨和父母还有那些妈妈们经常聊聊，既能放松心情，又能受点启发。

准爸爸指南：准妈妈的肚子越来越大，行动也越来越不方便，所以准妈妈上下楼梯、出门在外的时候准爸爸一定要极其留意安全问题。还有多给准妈妈买些水果吃，有助于缓解便秘。此外，凡是要接触各种清洁剂的工作，准爸爸全部负责起来吧，因为这些东西所含的化学成分会导致女性皮肤、免疫系统功能、神经系统以及生殖系统受损，甚至还会导致胎儿畸形，所以准爸爸，不要觉得做这些小事会影响自己的面子，为了宝宝和妻子，当一个骄傲自豪的大男人吧。

胎宝宝指南：第 21 周，胎宝宝身长约 18 厘米，体重约 300 克。这个时候的胎儿体重开始大幅度的增加；胎宝宝在身体发育时，大脑沟回增多，逐步变成有意识、有感觉、有反应的人了；胎儿吞咽得更频繁了，小肠也开始蠕动，他开始制造一种黑色的、黏糊糊的物质，这便是"胎粪"。

补充有益宝宝大脑发育的营养素

胆碱

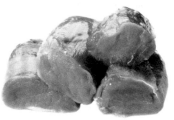

　　胆碱具有增强记忆力的作用。对于准妈妈来说，人体每日合成的胆碱量是远远不够的。每天摄入的胆碱量尽量控制在 500 毫克左右。由于准妈妈对胆碱的需求量增加，所以要多吃一些含胆碱的食物进行额外补充。可以适当多吃一些含胆碱的红肉、蛋黄、豆类、谷类、花生、马铃薯等食物，除了能够保证对各种营养成分的需要外，还能使即将出生的胎宝宝更加聪明伶俐。

牛磺酸

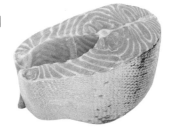

　　牛磺酸参与多种生理作用，包括中枢神经的调节以及视网膜的发育，可以有效促进人脑神经细胞的树突分化，增加神经脑细胞的总数。在准妈妈孕期需要供给更多的牛磺酸给宝宝，以促进胎儿脑神经细胞的生长发育。每日最佳的补充量可以控制在 20 毫克。不妨通过食用鱼类和贝类来补充牛磺酸。虾、鳕鱼、三文鱼、鲶鱼等含汞量低的鱼类皆是首选。

叶酸

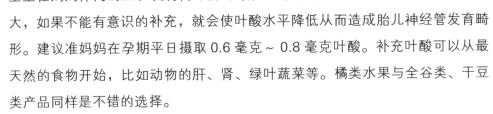

　　叶酸是一种 B 族维生素，准妈妈在孕期对于叶酸的要求量比正常人高出 4 倍。由于人体不能自行合成叶酸，所以只能够从食物当中摄取。宝宝在妈妈体内的生长发育离不开叶酸，叶酸的需求量大，如果不能有意识的补充，就会使叶酸水平降低从而造成胎儿神经管发育畸形。建议准妈妈在孕期平日摄取 0.6 毫克 ~ 0.8 毫克叶酸。补充叶酸可以从最天然的食物开始，比如动物的肝、肾、绿叶蔬菜等。橘类水果与全谷类、干豆类产品同样是不错的选择。

维生素

维生素的种类有很多，孕期适当增加维生素的摄入，可以促进胎儿的脑发育、脑活动，提高脑功能的敏锐度。大脑发育是维生素 C 需要最多的时候，孕期的准妈妈们需要充足的摄取维生素 C，以提高胎儿智力。在胎儿的脑发育期还能够起到提高脑功能的作用。如果准妈妈缺乏维生素 C，胎儿的生长发育也自然会受到影响。值得注意的是，维生素 C 的利用率很低，要注意合理的烹调方法，以免造成维生素 C 的流失。准妈妈可以多吃各种水果和蔬菜，特别是橘子、草莓、猕猴桃、柠檬、柿子、枣等食物。

维生素 E 能够防止脑细胞的活力衰退，还能起到保护细胞膜的作用。对于预防流产、早产，防止衰老，促进胎儿生长发育同样具有不错的预防效果。可以选择食用五谷、芝麻、菜花、莴苣、花生、瓜果等食物。

适量食用维生素 A 丰富的食物可以有效促进胎儿的脑发育，此类食物包括蛋黄、胡萝卜、菠菜、牛奶、鱼等，对于植物类的食品，炒食会更有利于身体的吸收。

钙

钙可以保证大脑工作，抑制异常兴奋，避免脑细胞受到有害刺激。孕期的准妈妈对钙的摄取是很重要的。准妈妈的情绪变化会直接影响到胎儿的脑发育，准妈妈缺钙就容易情绪激动、烦躁不安，这会使胎儿的脑发育产生障碍，以致出生后出现精神不易集中、智力低下等现象。同时钙也是胎儿骨骼发育必不可少的元素。所以孕期每天摄入的钙量必须大于 1 克，以满足准妈妈和胎儿对钙的需求量。小鱼、海带、虾皮、大豆、牛奶、水果等都是含钙量丰富的食物，也可将猪骨、牛骨熬成汤加稍许醋后食用，钙的吸收量可以超过 70%。

不要盲目进补

怀孕以后，几乎所有的准妈妈都遭遇到了大量进补的难题，被家里强迫补充营养。准妈妈在怀孕期间注意对营养的摄取是必需的，也是为了胎儿的生长发育及自身的健康着想。但盲目进补反而会造成脂肪的过度堆积，很可能造成分娩的困难。准妈妈的体重也要合理增长，盲目进补造成准妈妈体重疯长，是百害无一利的。所以孕期进补是要讲科学的。

盲目进食人参、黄芪等大补的药物可能会导致血压升高、水肿等症状出现。由于胎儿的药物耐受性比较低，会对胎儿造成伤害，也可能使胎儿过大，导致难产情况的出现。维生素、钙的补充同样要适量，否则无利反而有害。孕期进补，重在营养的平衡，配方合理。宜听从专业的医生建议，制订科学的饮食计划，才能保证准妈妈与胎儿的双重健康。

要食补不要药补

对于准妈妈们来说，食补是最好的营养吸收方式，不论产品夸赞得多么好，准妈妈们都一定要注意，那些补品都是经过层层的加工后才流入市场，质量与安全性不好把关。因此，我们只要注意日常饮食的平衡，不需要购买大量的补药进补。

进补需要看体质

对于准妈妈们来说，孕期食用羊肉、牛肉、板栗等有温阳益气的功效，但是却不适合阴虚体质的准妈妈们。海参、百合、银耳等对阴虚血热的准妈妈就是不错的选择。所以在选择食物的时候一定要适当地注意一下自身的体质和具体的情况。

适当运动

如果孕期只重视进补，而缺乏适当的户外运动，会造成孕期发福等症状。有些准妈妈害怕发生意外，只在室内活动，同时盲目进补，这对准妈妈来说是极为不利的。

建议准妈妈们可以适当地从事一些简单的家务活动。克服自身的某些不舒适感，积极参加户外的活动。每天早上起床后和晚饭后适当的散步，时间和距离由自己掌控，慢慢走，以免给身体造成疲劳。

营养不良和营养过剩都不好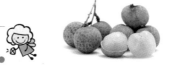

营养不良和营养过剩都属于营养不合理。如果补充不足就会引发营养不良，但如果一味的进补又可能造成营养过剩。无论是哪种情况都会造成比较严重的后果，轻则影响准妈妈的身体健康，重则不利于胎儿的发育。

营养不良

现阶段由于经济原因造成的营养不良的现象已经逐渐减少，大多数都是由于准妈妈挑食、偏食、不重视孕期微量元素的补充从而导致营养的摄入不够均衡。孕期的营养不良不仅会导致准妈妈的贫血、缺钙、水肿，还会导致胎儿的发育受限。由于胎儿的脑细胞在孕期处于迅速的发育状态，对外界的不良刺激都会十分的敏感，胎儿若营养供给不足，在子宫内的生长发育就会受到限制，体重和智力发育也会受到影响，同时胎宝宝出生后的死亡率也会增加。

准妈妈除了出现贫血、缺钙等症状还很容易诱发妊娠并发症、早产等疾病。因此，准妈妈在孕期一定要注意合理饮食，科学安排饮食方式和饮食结构，注重各种营养素的合理搭配。避免偏食、挑食、暴饮暴食，还要克服不良的饮食习惯。

营养过剩

准妈妈不但要避免营养不足，还要平衡膳食、科学搭配、适度营养以避免营养过剩，这关系着宝宝一生的健康。如果出现营养过剩，就有可能造成孕期准妈妈体重增长过多、妊娠期糖尿病、巨大儿等问题。孕期体重增长过多还会加重心脏、肝脏的负担。胎儿过大容易发生胎位不正、早破水、产后出血、产道损伤、伤口愈合不良等问题，也会增加胎儿宫内缺氧、产伤等的发生率。

不要贪吃大鱼大肉

有些准妈妈在怀孕期间，经常大量地进食鱼肉，虽然孕期多吃鱼可以充分满足大脑发育对于营养的需求，但并非吃得越多越好。过度地贪吃大鱼大肉可能会诱发胰腺炎等病症，给准妈妈和胎儿都带来危险。人的身体对于营养的要求是有量的标准的，超过这一标准就会影响身体的健康。有糖尿病的准妈妈就更要注意了，应避免暴饮暴食，以更好地控制血糖。

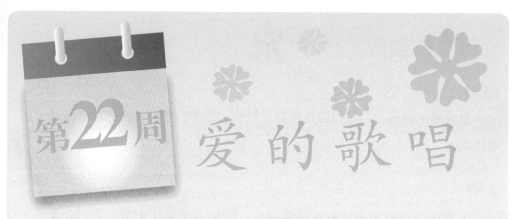

第22周 爱的歌唱

爱的指南针

准妈妈指南：进入怀孕第 22 周，准妈妈体重越来越重了，大约以每周 250 克的速度在迅速增长；你的肚脐可能会变平，也可能很快会凸出来；上楼会感到更吃力，呼吸会更加困难；除了出现妊娠纹，你也可能会受孕期增高的雌激素影响，皮肤上可能会出现一些"蜘蛛痣"，这些通常会在生产后自然消失。这阶段准妈妈需要根据自身情况调整睡眠姿势，最好左侧卧，减少子宫右旋，增加胎儿供血供氧量。

准爸爸指南：怀孕第 22 周时，准爸爸继续选择一些有趣的儿童名著，绘声绘色地讲给他听吧，给他唱好听的歌曲，好好向他展示一下父亲的本领。此外，在准爸爸的空闲时间，陪妻子到处走一走、散散步，或者出去给未来的小宝宝购物，这可以增进夫妻两人感情，让宝宝也心情愉悦的。

胎宝宝指南：第 22 周，这个时候胎宝宝的身长已有约 20 厘米了，体重大约已有 350 克；由于胎宝宝的皮下脂肪尚未产生，所以他的皮肤红红的、皱巴巴的，有点像个小老头；胎宝宝的脑部开始迅速生长，头上、脸上布满了胎毛；10 个小手指上也长出了小小的、娇嫩的指甲；胎儿还是非常爱动，此时所有的外部训练都有助于刺激胎儿身体和智力的发展。

预防过敏的食疗方

蜂蜜

每天喝一勺蜂蜜，可以预防伤风、气喘、咳嗽、皮肤瘙痒等季节性过敏症状。

大枣

大枣可以有效阻止过敏反应的发生。可用水煎服红枣 10 枚，每日 3 次。也可生食红枣，每次 10 克，每日 3 次。大枣煎熬时掰开即可，不要加糖。

胡萝卜

胡萝卜中的 β - 胡萝卜素，可以有效预防花粉过敏症、过敏性皮炎等过敏反应。

金针菇

多食用金针菇可以有效排出体内的重金属离子和毒素废物，还能有效抑制哮喘、鼻炎、湿疹等过敏性病症。要注意的是，吃新鲜的金针菇一定要多煮几分钟的时间。

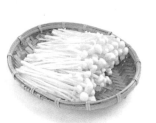

专家提示

1. 怀孕期间，准妈妈对于以往有过过敏的食物要禁止食用。

2. 避免吃过去未吃过的食物及发霉、毒变的食物。

3. 在食用某些食物出现过敏反应后要立即停止食用。

4. 避免食用大型鱼、生肉等食物。

5. 不要喝茶以及未经高温消毒的饮料。

6. 多食用新鲜的蔬菜、水果，饮食要均衡。

高血压妈妈降压调理方

限水

准妈妈自己掌握每日的摄水量，根据自身情况加减水量。

限盐

食盐中的钠具有潴留水分、收缩血管、升高血压的作用。孕期的准妈妈应将每日的食盐量控制在 3 克～5 克。类似的小苏打、发酵粉、味精等也要限制食用。

注意补充蛋白质

及时摄入蛋白质，如牛奶、鱼虾、鸡蛋等，以保证胎儿的正常发育。每日补充的蛋白质量可高达 100 克。

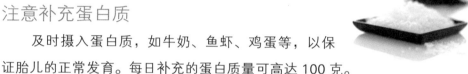

注意补充维生素

补充维生素 C 和维生素 E 可以有效地抑制血中脂质过氧化作用，降低高血压反应。

注意补充钙、硒、锌

钙可以使血压稳定并有所下降。硒能够降低血液的黏稠度，改善水肿症状。锌能够增强准妈妈的身体免疫力。

多吃降压食物

多吃芹菜、鱼肉、鸭肉等降压食物。多吃鸭肉不仅能够补充身体所需的营养，还可以有效地避免高血压的发生。纯白鸭肉对于准妈妈来说对控制血压有极大帮助。多吃一些鱼肉，尤其是鲜活的鳝鱼对于妊娠期的准妈妈更是可以起到非常好的控制血压的功效。芹菜的降压效果众所皆知，所以准妈妈们也要好好利用芹菜的神奇功效。注意选择新鲜的芹菜，不要把芹菜叶扔掉，因为叶子中的营养要大于菜茎。

　　总之，一定要采取多种方法让自己远离高血压的侵害，通过饮食来调节高血压是十分健康安全的做法，所以准妈妈们要注意发挥日常饮食的作用。

糖尿病准妈妈的饮食妙计

　　无论是怀孕前还是怀孕后出现糖尿病的症状都对母亲和胎儿有很大的危害，准妈妈如果确诊为糖尿病，要及时到医院就诊治疗。

糖尿病准妈妈饮食限度

　　1. 糖尿病准妈妈要控制好自己的饮食量，以限制米、面、薯类食物为主，每日控制在 250 克左右。含糖量高的食物也不要进食，否则会导致血糖过高，加重病情。

　　2. 脂肪的供给要适量，可以适量地增加以维持每日的热量。可进食一些干果，增加脂肪供给。

　　3. 补充维生素和矿物质，注意多食用一些含铁量和含钙量高的食物，如蔬菜、牛奶、鱼、虾皮等。

　　4. 适当限制食盐的摄入，以清淡的饮食为主。食物的烹饪方法也要避免油炸、熏、煎。

　　5. 保证充足的蛋白质供给。控制食量的同时，蛋白质的进食量不能少，应与正常准妈妈的每日蛋白质相同即可。可多食用豆制品类的食物。

　　6. 坚持少食多餐，同时控制甜食、水果及脂肪量高的食品摄入量。可适当食用苹果、草莓、猕猴桃等，少食香蕉、甘蔗、葡萄等含糖量高的水果。

　　7. 适当地参加户外运动，坚持餐后散步。

糖尿病准妈妈的饮食禁忌

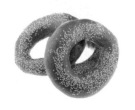

1. 精致糖类，如白砂糖、红糖、绵白糖、冰糖等。

2. 甜食类，如巧克力、甜面包、果酱、蜂蜜等。

3. 油脂类，如花生、瓜子、核桃仁等。

4. 高淀粉食物，如土豆、山芋等。

5. 熬煮时间过长或过细的淀粉类食物，如大米粥、糯米粥等。

水肿准妈妈饮食缓解方案

如果准妈妈出现下肢甚至全身的水肿，要及时去医院进行检查治疗。准妈妈可以选择一些可以减轻水肿的食物，以排除体内多余的水分。

可以食用鲫鱼、鲤鱼、冬瓜等食物。鲫鱼可以增加准妈妈血液中蛋白质的含量，有利于合理调整体内水分的分布。常食鲤鱼可以补益强壮、消肿利水。冬瓜则有清热泻火、清热利水等，烹饪冬瓜鱼汤、冬瓜丸子汤等皆有止渴利尿的功效，可有效减轻准妈妈的下肢水肿。另外在平时的膳食中适量地喝些牛奶、豆浆等也是不错的选择。

专家提示

1. 每日进食足够量的蛋白质，可以选择食用禽、肉、虾、蛋、奶等动物类食物及豆类食品。

2. 每日进食足量的蔬菜水果，有利于提高准妈妈的抵抗力，加强新陈代谢，补充人体所需的维生素及微量元素，同时还有解毒利尿的作用。

3. 不要食用过咸的食物，要吃清淡的食物，防止水肿加重。

4. 控制每日水分的摄入量。

5. 少食或者不食用不消化的食物，以免引起腹胀、加重水肿。

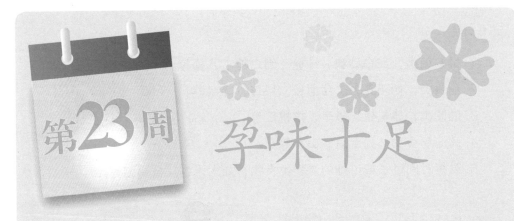

第**23**周 孕味十足

爱的指南针

准妈妈指南：怀孕第23周，准妈妈的体重在稳定增加，已经真的变成了一个令人羡慕的"大肚婆"。胎儿在子宫里渐渐长大，胎动越来越频繁，准妈妈能明显地感到那一下下的撞击，那是一种极其美妙的感觉。这个阶段准妈妈食欲还是非常的好，胎宝宝生长也加快，所要的营养量也需要增加，准妈妈一定要要利用好这段时间，重视营养的摄入，为胎儿成长提供全面的而丰富的营养。

准爸爸指南：准爸爸要注意劝慰准妈妈不要因体形改变、面部出现色素沉着而忧虑。要多让准妈妈看一些激发母子感情的书刊或电影、电视，引导准妈妈爱护胎儿。准爸爸要同准妈妈一起想象胎儿的情况，对增进母子感情是很重要的。

胎宝宝指南：第23周，现在的胎宝宝是一个迷你版的新生儿了，他大概有22厘米，重450克左右了。他的骨骼、肌肉已经长成，身材也很匀称；他的皮肤还是皱乎乎的；胎宝宝肺部的组织及血管正在发育中，肺是胎宝宝最后发育完善的器官，还需要再过几个月他的肺部才能完全发育；嘴唇越来越清晰，小牙尖也出现在牙龈内，显露出长牙的最初迹象；视网膜也已形成，具备了微弱的视觉。

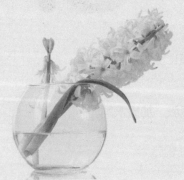

吃菠菜补铁不如吃瘦肉

铁是造血原料之一，与血液中氧的传输、细胞内生物氧化过程都有十分紧密的关系。准妈妈每天所需的铁量为 15 毫克，既要保证自身组织变化的需要，还要为胎儿的生长供应足量的铁质。铁是供应胎儿血液及组织细胞的重要元素。胎儿在生长中除了摄入日益增长所需要的铁质外，还需要在肝脏中贮存部分铁质。而准妈妈也要为分娩失血及哺乳准备铁质。可见准妈妈如果出现缺铁的状况，对宝宝和准妈妈都极为不利，所以，在孕期补铁是极为重要的。

准妈妈可以多吃一些富含铁的食物，比如瘦肉、动物的肝、蛋黄、海带、黑木耳、黄豆、绿叶蔬菜等。由于准妈妈单吃植物性食品，植酸会有碍铁的吸收；吃动物性食品吸收的铁会多一些。一般来说，准妈妈只要平衡日常的饮食，适当地多吃一些瘦肉是可以起到很好的补铁效果的，在补铁的同时还可以补充一些 B 族维生素和叶酸，都有助铁的代谢。

菠菜一直都被认为有补铁、补血的功能，所以常被推荐为孕期预防贫血的蔬菜。但是菠菜中含有大量的草酸，不利于钙和锌的吸收，从而使得体内的钙、锌的含量减少，不利于胎宝宝的生长发育。

多吃西红柿，扫除妊娠斑

准妈妈的脸上会出现令人烦恼的色斑，这个时候，一定不要乱吃药。西红柿就是一种可以把妊娠斑从准妈妈脸上赶走的食物。只要充分利用西红柿的祛斑作用，就能收到很好的效果。

西红柿俗称番茄，是我们生活中常见的一种蔬果，它营养丰富，含有大量的维生素 C，维生素 A，西红柿红素，胡萝卜素等元素，具有很好的抗氧化作用。对治疗妊娠纹及妊娠斑都有很好的疗效。

西红柿该怎么挑、怎么吃

1. 在选择西红柿的时候，要尽量挑选个大、圆润、丰满的食用，不可吃长有赘生物的西红柿。

2. 不要空腹服用西红柿，因为西红柿中含有大量的果质、胶质、可溶性收敛剂等成分。这些物质比较容易与胃酸产生反应，引起胃肠胀满，出现疼痛等症状。

3. 不可食用未成熟的西红柿，因为青色的西红柿含有大量有毒的西红柿碱。准妈妈食用后会导致恶心、呕吐、全身乏力等中毒症状，对胎宝宝也会产生不良影响。

4. 不可同青瓜同食，如果二者一起食用，西红柿中的维生素 C 会遭到破坏，从而达不到补充营养的效果。

5. 不宜经过长久加热烹制后食用西红柿，会失去西红柿原有的味道及营养。

西红柿的花样烹调法

自制西红柿酱

原料：西红柿 2 个，青蒜、芝麻、青椒适量。

做法：将西红柿洗净，用烤箱将其烤软后去皮捣烂，将芝麻炒香，锅中加入植物油，葱花爆香，下入切碎的青椒和青蒜稍加翻炒，加入西红柿同炒片刻即可。

西红柿蛋羹

原料：西红柿半个，鸡蛋 1 个。

做法：将西红柿去皮切小丁，急火快炒 5 秒钟，将鸡蛋打散后调味加水，小火蒸至七成熟时加西红柿丁，继续蒸熟即可。也可依个人口味加些肉末以均衡营养。

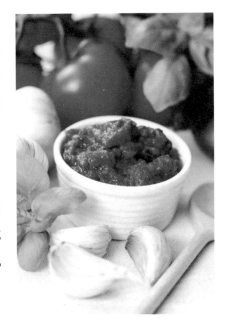

专家提示

准妈妈也可以多食用一些富含维生素C的草莓、猕猴桃、冬瓜等蔬果。同时要注意阳光的照射将会加深妊娠斑。所以，爱美的准妈妈们要记得避免日光的直射，外出要做好防晒措施，戴好遮阳帽，抹防晒霜。

早晨一杯蜂蜜水

蜂蜜是天然的滋补食品，其作用和功效都是显而易见的。它可以有效的滋阴补肾、心神益脑，还能美容养颜。准妈妈在孕期可以充分利用蜂蜜的滋养功效，让胎宝宝和自己受益。

准妈妈可以在每天的上午及下午的饮水中放上几滴蜂蜜。由于蜂蜜水中含有多种维生素、矿物质等营养成分，在清晨喝完白开水后，过10分钟再饮用蜂蜜水可以有利于发挥其防治功效。同时还能起到通便的作用，可以预防便秘、痔疮出血等病症。

在每日睡前喝一杯蜂蜜水，能够治疗多梦、睡眠不香等症状，还可以有效的安神补脑、养血滋阴。在寒冷的冬日里，咽唇干燥及肺热咳嗽是常见的现象，准妈妈可用50克蜂蜜与大雪梨去核同炖，连服5～7天即可见成效。除了服用之外，将蜂蜜与适量的面粉调匀涂抹在面部及手背上，还有很好的滋润效果。但由于蜂蜜的营养丰富，如果饮用的太多，将容易导致腹泻，甚至造成流产。准妈妈应根据实际情况，适当饮用蜂蜜，来增加自身所需的营养。

蜂蜜水的饮用时间也不是适用于所有人，要根据自身个人的体质和情况而定。可以向医生咨询，听取医生的建议。此外，食用蜂蜜还需要注意一些饮食禁忌：

1. 与豆腐同食易导致腹泻。

2.用沸水冲饮的话，会破坏它的营养成分，也不能保持其天然的香味。

3.同韭菜同食的话，容易引起腹泻，韭菜中的维生素也容易失去作用。

4.葱与蜂蜜同食，会发生有害的生化反应，产生有毒物质，从而刺激肠胃导致腹泻。

5.豆浆与蜂蜜冲兑时，会使得有机酸与蛋白质结合产生变性沉淀，不能被人体所吸收。

6.大米与蜂蜜同食会导致胃痛。

7.鲫鱼与蜂蜜同食，会导致中毒，可用黑豆和甘草解毒。

远离罐头食品与方便面

准妈妈在怀孕期间如果长期食用大量的罐头食品和方便面，其中的化学添加剂会通过胎盘血液循环进入胎儿体内，从而引起慢性中毒。很可能出现流产、早产或者难产等情况，甚至出现胎儿畸形。所以准妈妈为了自己和胎宝宝的健康要远离罐头食品和方便面。

这类食物的危害

罐头在制作的过程中为了达到可以长期储存、提高水果色味的效果，加入了定量的添加剂，比如色素、香精、防腐剂等化学物质。且其经高温处理后食物中的维生素及营养成分受到了破坏，使其营养价值不高。

方便面里的食品添加剂对身体十分有害，会加速人的老化速度，引起动脉硬化。还容易导致脑出血、心脏病等。方便面中的含盐量也偏高，摄入食盐过多易患高血压等疾病，也极容易损害肾脏系统。磷酸盐添加剂可以改善方便面的味道，但摄入磷过多会因钙得不到充分吸收而引起骨折、牙齿脱落等症状。防氧化剂对人体产生巨大的危害。所以，准妈妈在怀孕期间要少食或禁食方便面。

如何将危害降低

准妈妈在怀孕期间要远离罐头食品也要少吃方便面。但是有些准妈妈可能会禁不住方便面美味的诱惑，这时准妈妈吃方便面就要注意了！

1.首先要将方便面清洗一遍。用温水洗净方便面，进行搅拌，将含有蜡涂层的水倒出，用另一壶水煮面条。

2.不要用热水泡几分钟后即食用，要放在锅里煮着吃，这样有利于肠胃的消化和吸收。可以根据个人口味添加调味料或者鸡蛋、蔬菜等让面条更可口。

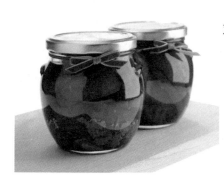

3.调味料也不要全部加入，以防盐分过多对身体造成伤害。泡完面后的汤也要倒掉，汤内的有害物质对准妈妈和胎宝宝都是不利的。香料也尽量自己搭配。

第24周 爱意满屋

爱的指南针

准妈妈指南：进入怀孕第24周了，一眨眼的工夫，孕期已经过去一多半了。这时候的准妈妈身体越来越沉重，而且脸上妊娠斑和腹部的妊娠斑更加明显并且增大了。准妈妈要注意休息，保持乐观的心态，多做适度的有氧运动，控制热量和糖分的摄入，让自己健健康康的，这样胎宝宝才会在妈妈温暖的子宫里茁壮成长。

准爸爸指南：孕中期，准妈妈会经常觉得腰酸背疼，腿脚还可能水肿，所以准爸爸，在睡觉前应该给妻子捶捶背、揉揉肩、按摩下腿脚；另外准爸爸现在不妨和准妈妈一起设计布置一下宝宝未来的小房子或者布置一下现在的卧室。这样都可以调节准妈妈情绪，沟通夫妻感情。医学专家马斯·瓦格纳曾说过，爱情是疾病防治中一个重要因素，所以这个爱情的小结晶健康成长需要准爸爸和准妈妈一起努力。

胎宝宝指南：第24周，胎宝宝现在大概有26厘米长，约重500克了。目前胎宝宝由于皮下脂肪沉淀不足，所以还很瘦，皮肤还是皱皱的。胎宝宝生长相对还是很快，占据了子宫中相当大的空间；他在妈妈子宫内还是不停地运动，还一阵阵的打嗝，或抬手、或踢腿，他已经会对外界的声音和刺激作出相应的反映了；听力有所发展，呼吸系统也正在发育。

核桃、芝麻助力宝宝发育

胎宝宝在准妈妈的肚子里，大脑在不断地发育，需要准妈妈补充足够的营养，这是胎宝宝聪明健康的前提。

核桃

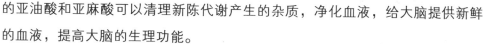

核桃通常被人们称为"长寿果"，因为核桃内含有丰富的营养，可以强健身体、增长智力、使人长寿。

核桃是最好的健脑补脑的食品。核桃之所以可以健脑，是因为其中含有大量的亚油酸和微量元素，这些是大脑细胞结构脂肪的直接来源。足够的亚油酸和亚麻酸可以清理新陈代谢产生的杂质，净化血液，给大脑提供新鲜的血液，提高大脑的生理功能。

核桃中还含有很多微量元素，这些微量元素可以缓解疲劳、补血顺气、止咳化痰、补肾润肺。锌和锰是脑垂体的重要组成部分，经常补充有利于补充脑部营养，可以健脑益智。不饱和脂肪酸可以使细胞膜具有活动性，从而提高准妈妈的新陈代谢功能。

很多准妈妈在怀孕期间都远离电子产品，害怕辐射伤害到胎儿，核桃含有的多酚和脂多糖成分，可以有效地防止辐射的伤害。

核桃虽然含有很多营养，但是含有很多油脂，火气大，吃多了容易导致恶心。准妈妈最好每天吃 3 ~ 4 个核桃，补充足够的营养便可，不宜多吃。果肉上包裹的褐色薄皮在食用的过程中不能剥掉，否则会损失一些营养。

核桃可以生吃，直接补充营养。也可以熟食，将核桃做成药膳粥、熬汤。核桃和芝麻、莲子做成粥，能起到健脑、补脑的作用。

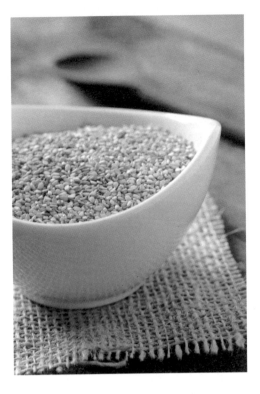

芝麻

芝麻含有极为丰富的铁、钙、蛋白质，这些都是人体所需要的营养。每 100 克的芝麻含有铁 58 毫克，高于鸡蛋 6 倍。其含钙量也很高，每 100 克都含有 870 毫克，含钙量更是仅次于虾皮。芝麻酱除了大量的钙含量之外，还提供了极为丰富的钾、镁、铁、锌等矿物质及大量的维生素 B_1、维生素 E、烟酸、蛋白质和单不饱和脂肪酸。

对于孕期的准妈妈来说，核桃和芝麻都具有很好的补气养血的功效，还有安胎的作用。其中含有极为丰富的脑磷脂、卵磷脂及 DNA，还具有弥补脂类的作用。脂类是胎宝宝大脑细胞发育的重要原料，一旦缺乏将会影响神经系统的发育。核桃和芝麻还对治疗神经衰弱、失眠等症状有很好的疗效，还可消除大脑疲劳、松弛准妈妈们的紧张状态。准妈妈们每天食用量控制在 3 个核桃，一两杯芝麻糊即可。

这里为准妈妈们推荐一款补钙的食品：芝麻酱。其含钙量不逊色奶酪。芝麻本身的营养素消化率比较低，当磨制成芝麻酱后，消化率会大大提高。

有助大脑发育的海带

准妈妈在怀孕期间可以多吃一些海带帮助宝宝脑发育。准妈妈如果缺碘会造成胎宝宝的脑部发育不良、智力低下。即使出生后补充足够的碘，也难以弥补先天造成的智力低下。所以准妈妈一定要坚持每周吃 1 ~ 2 次含有丰富碘元素的海带，注意补碘。在补碘的同时，海带的其他营养元素比如钙、磷、硒、胡萝卜素等也对准妈妈的日常营养摄入及平衡起到积极的作用，其钙的含量甚至是牛奶的 10 倍，含磷量也位居所有蔬菜之首，防治高血压、动脉硬化的同时还能帮助准妈妈缓解小腿及脚心的抽筋。

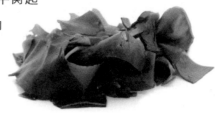

海带的吃法完全可以根据准妈妈的个人口味而定。炒海带之前要先用开水焯一遍。如果是做汤，建议最后放海带，不加锅盖，用大火煮 5 分钟就好了。

绿豆是准妈妈的理想食品

绿豆有清热解毒的功效，在炎热的夏季里，体液损失很大，喝绿豆煮汤是最为理想的方法。不仅可以补充水分，还能补充无机盐，止渴利尿，甚至还有解毒的作用。可谓是饮料中的上品。

经常食用绿豆，对高血压、动脉硬化、糖尿病等疾病有很好的辅助治疗作用。绿豆还能清热解毒、消肿、明目。

绿豆营养丰富、益处多

1. 绿豆中含有蛋白质和磷脂，对兴奋神经、增进食欲起极大的疗效，为许多重要的脏器提供了所需的营养。

2. 绿豆具有抗过敏的作用，可以治疗皮炎等多种皮肤病。

3. 绿豆中含有球蛋白和多糖，可以降低小肠对胆固醇的吸收。

4. 绿豆中的多糖能增强血清脂蛋白酶的活性，有效地防治冠心病及心绞痛。

5. 绿豆对葡萄球菌以及某些病毒具有很好的抑制作用，能够清热解毒。

6. 绿豆中富含胰蛋白酶抑制剂，可以保护肝脏，同时减少蛋白分解，保护肾脏。

绿豆的花样吃法

补锌三豆粥

将绿豆、黑豆、赤小豆放入水中加少许米共同淘洗，洗后放入锅内同煮，煮烂后依据个人口味加盐或适量的糖食用。

绿豆粥

取绿豆30克左右、大米60克，洗净后放入锅内煮粥。可以达到清暑解渴、利尿等功效，还能有效预防及治疗水肿。

绿豆丝瓜花汤

取绿豆50克煮烂后放入鲜丝瓜花8朵，共熬成汤。可以有效预防及治疗中暑。

减少热量的烹调好方法

孕期对热量的控制是极为必要的，所以掌握减少热量的烹调方法也是极为必要的。

选择好的烹调器具

烹调器具的选择就要慎重，好的烹调器具有利于控制油量的摄入、节省油脂的使用，同时还能巧妙地帮你省力。可以使用平底的不粘锅炒菜，这种平底的不粘锅可以使食物不粘锅底表面的油脂，这样每餐可以少摄入100卡的热量。平底锅还能用于煎烤、水煮、清蒸等烹调方式。所以，如果想减少热量的摄入、节省油的用量，平底锅就是不错的选择。

节省油的用量

在油壶的选择上也有小窍门，不妨选用喷嘴式的油壶，这样就能有效地避免一次倒入过多的油，很好的掌控油量。在每次使用时，仅需要食物表面喷上少许油即可。

精选调料瓶

　　饮食尽量要以清淡低卡为主，要避免制作过于油腻的食物。口味重的饮食常常会使我们的胃肠负担加重，同时营养也会不均衡，身体的代谢也会变差。不妨选择精致小巧的调味料容器，避免使用大而深的瓶罐，更能够帮助你控制好调味品的用量。特别是装盐和糖的调味容器。对于酱油、麻油之类的罐装调味料也可买回家后装进开口较小的调味油瓶中，以便更好地控制用量。而新兴的各种酱料、酱汁等调味品也要在购买和使用时注意其含量，避免使用热量过高的酱料。

改变烹调方式

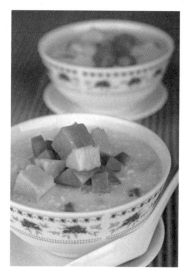

　　对于同样的食品，改变其烹调方法对降低其热量也有很好的效果。如煮鸡蛋和煎鸡蛋，用石板煎就比用煎锅煎热量要低，不裹衣的油炸食品就比裹衣的热量低很多。想要降低热量，每天均匀的摄取多种食品，做汤时考虑多放一些不同的蔬菜。调制色拉时放进贝类。用胡萝卜、土豆、洋葱等蔬菜做成的汤，味道极鲜，对怀孕期间的准妈妈来说是不错的营养选择。

　　蔬菜可以尽量选用低能量的烹制方式进行烹调。因为蔬菜中含有极为丰富的纤维、维生素、钙、铁等多样营养素，准妈妈要多食用。如果要用油炒，其热量会发生很大的变化，可以将蔬菜用开水焯烫过后用盐和调味品拌着食用，用酱油拌着食用亦可。

更多方式可选择

　　1. 用瘦肉代替肥肉进行烹制。肥肉的热量相对于瘦肉会高很多，所以准妈妈在选购肉类的时候要尽量选购瘦肉以减少自身热量的摄入。100 克的肥肉和瘦肉热量相差 1133 千焦。吃鸡肉时去皮也能够减少许多的热量。

　　2. 采用蒸、炖、煮、炖等烹调方式不会用到太多的油，相对来说是减少热

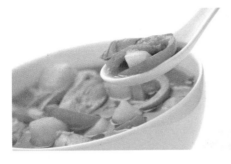

量的首选烹饪方式。如果用油炸会加入大量的油，而烤是将肉中的油脂烤出来。而凉拌的菜肴只需要加入少量的调味品即可。烫、煮较油炒或炸的烹调方式来说也是更好的选择。

3. 做菜的时候在最后放油，大多数人都觉得清炒素菜会是一种比较低脂的饮食方法。但其实一些蔬菜还是很容易吸入大量油脂的，比如茄子、蘑菇、青菜等。所以在烹调时可以水煮此类蔬菜，之后再根据个人喜好拌入少量的花生油、橄榄油等植物油或者其他配料。这样每盘菜品中能够有效减少热量的摄入。

4. 炖汤的时候，捞掉汤汁上面的浮油，能够大大地减少汤中油脂吃进肚子里的机会。可以先把汤放凉，再放进冰箱中冷藏，等到大部分油脂凝为一层时既可以轻松捞掉了。

5. 炒饭时选择用热饭替代冷饭，用金针菇、杏鲍菇等新鲜的菇类代替鸡蛋。不仅会使炒饭的分量增加，还能减少油脂的摄取。这是因为冷饭及鸡蛋都是吸油的食物，热量过高。

6. 避免采用勾芡的烹调方式。勾芡会增加食物的热量，所以在烹饪时要避免采用这种方式。当然也要避免喝勾芡的汤汁。

7. 巧妙地运用微波炉和烤箱。由于经过微波炉或烤箱的烹煮后，可以减少多余的油脂，从而有效地减少热量的摄入。

8. 选择白面包或者馒头，不要选择有各种陷或者涂料的品种。

9. 在吃西餐的时候，例如比萨，要有选择性地吃比萨的馅料部分，对于底层和外皮可以选择不吃，这样能够有效地减少摄入热量 150 卡。

10. 在孕期，要尽量避免饮用果汁，特别是瓶装果汁，其中含有大量的糖分，热量更是高得吓人。如果饮用果汁建议用开水冲淡果汁，比例控制在 1:1 即可，能够减少摄入 100 卡的热量。

11. 在肉馅内加入蔬菜。包饺子或者做其他的肉馅时，要尽量选择精肉，并且多添加一些蔬菜如韭菜、白菜、芹菜、蘑菇等，可以有效减少摄入 100 卡的热量。

Part 7

好孕 25~28周

有模有样

第25周

为爱而动

爱的指南针

准妈妈指南：进入怀孕第25周，由于胎宝宝的不断增大，准妈妈的腹部变得更大；肚子上的妊娠纹更加明显了起来；由于胎儿增大，身体沉重，手脚会出现酸痛，身体经常会感到疲惫，精神状态也可能会回到了孕早期，准妈妈一定要自己学会调节；这段时间准妈妈患糖尿病的很多，所以要好好控制饮食，做到科学、均衡饮食，通过饮食和运动保持自己和宝宝的健康。

准爸爸指南：因身体笨重，行动不便，准妈妈肯定会变得越来越"懒"了，越来越不愿意运动了，但是适当的运动既能控制体重、又能提高抵抗力，改善妊娠不适，更利于给胎宝贝供氧，所以这时候就需要充分发挥准爸爸的作用了。准爸爸一定要使出浑身解数让准妈妈多做一些适度的运动，哪怕你撒娇、卖萌，总之要达到让准妈妈开心地运动的效果，准爸爸，考验你的时候到了。

胎宝宝指南：第25周，胎宝宝身长大约有30厘米，约重570克了。比起上周，现在他已经饱满很多了，皮肤也慢慢地舒展开来；这周，他第一睁开了他那懵懂的小眼睛，眼珠上还有一层薄膜，只能模糊地审视着灰色的世界，但是你可以用手电筒和他玩玩游戏；他的大脑发育得非常快，味蕾现在也在发挥作用了。他的肺里面正在发育着呼吸"树"的"分枝"和负责分泌表面活性剂的肺部细胞，他在不停地练习呼吸呢；

这时的胎宝宝也极其敏捷，他可以轻而易举就抓住自己的脚，并津津有味地吮吸着。

注意抵制甜蜜诱惑

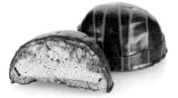

对于准妈妈来说糖的摄入量是饮食中极其关键的一部分，摄入适量的糖分有助于准宝宝的健康成长。但是孕期摄入过量的糖分，很有可能会得妊娠糖尿病，不但会危害准妈妈本人的健康，更会危及胎儿的健康发育和成长，那么准妈妈们应该从哪几方面来控制糖的摄入量呢？

制订摄糖量周计划

准妈妈每日的摄糖量一般是控制在 50 克以内为宜，那么一周的摄糖量就不能超过 350 克，所以准妈妈们可以每周给自己定一个合理的摄糖周计划。

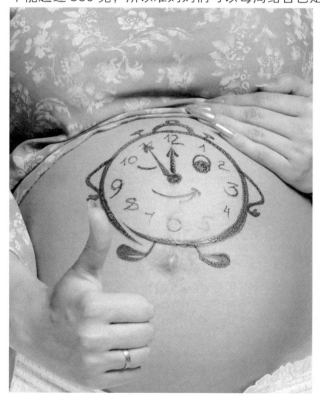

可以在冰箱上贴一些比较醒目的小贴士，时刻提醒准妈妈们控制摄糖量。每天统计一下摄糖量有没有超标，完成既定计划后，准妈妈们可以给自己一些奖励。制订摄糖量周计划之后，准妈妈们就从日常饮食开始注意吧！

定期做耐糖量测试

　　有规律地进行耐糖量测试有助于把握准妈妈的摄糖指数，从而很好地有针对性地进行控制摄糖量。耐糖量化验一般是一周做一次或者是一个月做一次。在进行耐糖量测试前，准妈妈们要注意前一晚8点后不允许进食，只允许喝水，保证空腹12小时之后，第二日一早8点化验空腹血糖，然后将75克口服葡萄糖溶于250毫升～300毫升温水，5分钟内喝完这300毫升水，从喝糖水第一口开始计时，分别于60分钟、120分钟时候去抽血化验血糖。

助消化饮食策略

　　准妈妈们每天所吃的食物，除了维持自身机体代谢和消耗的营养外，还要供给胎儿生长发育所必需的一切营养物质。为了胎儿能更好地吸收营养物质，准妈妈们还应适量的摄入一些帮助消化的食物。

饮食习惯助消化

　　1.要注意饮食结构的平衡，荤素搭配合理，少食油腻食品，过分油腻不仅给消化系统增加负担，同时也会影响产妇的食欲。饭菜要细软，以利于产妇的消化吸收。

　　2.蔬菜水果不可少，这些食品富含纤维素和果胶，可以帮助肠道蠕动。

　　3.少吃多餐。准妈妈三餐切勿多食，以免引起胃部不适或恶心呕吐；加餐，即准备少量、多品种的食品，如苏打饼干、咸味面包、口味清淡的点心、奶制品、瓜子等，感觉胃部不适时，立即吃下可缓解不适感。

　　4.注意调味，促进食欲。准妈妈可选用糖葫芦、酸梅、柑橘、牛肉干、陈皮、酸奶、凉拌粉皮、凉拌西红柿、黄瓜等，以增进食欲。多吃蔬菜还可以起到通便作用。

促进消化不可少

1. 适量苦食助消化

准妈妈的肠胃蠕动比较慢，所以常常出现恶心、胃难受等不适，而苦瓜和芥蓝等苦味蔬菜除了可以清热消暑之外，还可以起到刺激唾液及胃液分泌、促进肠胃蠕动的作用，对于改善准妈妈的消化吸收、增进食欲等方面都很有好处。

2. 蔬菜水果助消化

助消化的蔬菜水果很多，比如草莓、西红柿、萝卜、甜玉米、香蕉、西瓜、桃子等。为准妈妈们精心挑选的水果蔬菜，下面就重点介绍以下 3 种吧。

萝卜：包含维生素 C 比苹果高 6 倍。胡萝卜富含维生素 A，可以防治夜盲症及胆结石。淀粉酶能够分解食物中的淀粉及脂肪，有利于人体充分吸收。准妈妈常吃萝卜可以获得防病健身的佳效。

西瓜：西瓜中含有胡萝卜素、维生素、糖、铁等大量营养素，是一种最富有营养、最纯净、使用最安全的水果饮料，有生津、除烦、止渴、解暑热，清肺胃，利小便，助消化，促代谢的功能。适宜高血压、肝炎、肾炎、水肿以及中暑发热、汗多口渴的准妈妈食用。准妈妈最好不要吃冰镇的西瓜，有糖尿病史的准妈妈不宜食用西瓜。

桃子：桃子的主要成分是蔗糖，属于纤维成分的果胶颇多，对于利尿或便秘颇具效果。中医认为，桃子性热而味甘酸，有补益、补心、生津、解渴、消积、润肠、解劳热功效，为"肺之果"，适宜于低血糖、肺病、虚劳喘嗽的准妈妈作为辅助食疗之物。

3. 合理搭配助消化

早餐：营养丰富

准妈妈们想要一整天都保持在最佳状态，早餐就最为重要，切不可习惯于只吃两片白面包就打发，有可能很快感觉到疲劳了。

因为精致白面包或土司等碳水化合物，就是所谓"GI"食物，会使血糖迅速升高，随之人体将释放大量的胰岛素，又令血糖急速下降，从而让人产生疲倦感。

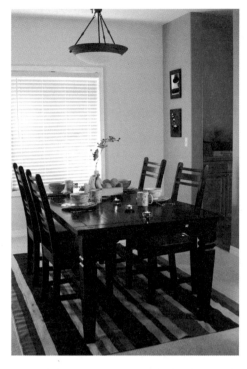

让你充满活力的早餐：富含纤维的全麦类食物，并搭配质量好的蛋白质类食物，例如，牛奶、蛋类，淀粉和蛋白质的摄取比例最好是1：1，以及几片黄瓜或西红柿，配上1杯牛奶或果汁。这些食物含有丰富的B族维生素，能持续提供充沛活力。

午餐：营养元气饮食

控制淀粉类食物摄入量：午饭过后，常常觉得昏昏欲睡，其实，这往往可能是食物惹的祸。如果午餐中吃了大量米饭或马铃薯等淀粉食物，同样也会造成血糖迅速上升的危险，从而产生困倦感。

多吃些蔬菜、水果：蔬菜、水果可补充维生素，还有助于分解早餐所剩余的糖类及氨基酸，从而提供能量。

一个小窍门是：吃点儿大蒜或者洋葱，就能提神。因为其所含硫化丙烯，具有清醒提神的功效。辣椒也能让交感神经兴奋，起到提神醒脑的作用。

晚餐：愈简单愈好

晚餐准妈妈们千万不要吃太多哦，因为一顿丰盛、油腻的晚餐会延长消化时间，导致夜里依然兴奋，从而影响睡眠质量。

另外，还需要注意特别要避开的食物：含咖啡因的饮料或食物会刺激神经系统，减少褪黑激素的分泌，而这是一种脑部松果体分泌的激素，具有催眠作用；酒精，会让睡眠状况很难进入深睡期。

产气食物主要有豆类、洋葱等，肚子胀满了气，令人不舒服也睡不着；还有辛辣的食物，会造成胃灼热及消化不良等，干扰睡眠。

少吃易胀气食物

胀气食物应避免

一些食物中含有棉子糖，多吃容易产生胀气，所以准妈妈需要注意减少或者尽量不要过多地摄入胀气的食物，那准妈妈们在饮食上需要注意些什么呢？

1. 准妈妈应该避免喝汽水和果汁饮料，因为它们含的都是没有营养价值的"空"热量，对宝宝的发育会有影响，而且汽水的碳酸化作用会加重胀气。

2. 某些淀粉类食品（不包括大米），如面条和土豆，会使一些人产生胀气。

3. 某些富含纤维的食物，如燕麦麸、豆类及多种水果，也会引起胀气，因为它们通常在大肠内被分解。

4. 还有一部分准妈妈对洋葱、梨等反应比较强烈，也要注意不吃或少吃；乳糖不耐受的人应该远离含有乳糖的牛奶、酸奶和其他奶制品。

5. 尽量避免过于油腻以及油炸的食物，它们虽然不会产生气体，但是由于不容易消化也会导致腹胀。

不过，如果拒绝所有引起气体的食物，恐怕无法保证饮食的均衡。你可以先将那些可能产生气体的食物从食谱里删掉，再逐一添加，以此察看产生气体的食物到底是什么。记住每天吃的东西，也有助于发现特定的食物与胀气之间的关联。

减轻腹胀需注意

准妈妈们如果摄入过多的胀气食物的话就会引起腹胀，那么减轻腹胀需要准妈妈们注意些什么呢？下面就告诉准妈妈们减轻腹胀的 9 大秘密。

1. 吃饭的时候不要吃得太饱，尽量少吃多餐，这样有助于肠胃有规律地蠕动进行消化，减少胀气的可能性。

2. 吃饭时不要说话，细嚼慢咽，有利于营养的消化吸收。

3. 吃饭时少喝水或饮料（在两餐间喝水）。

4. 用水杯喝水，而不是水瓶或者吸管，不要大口吞咽。

5. 避免喝碳酸饮料或含有气体的矿泉水。

6. 不要站着吃东西或喝水，哪怕只是吃点儿小零食；衣物要宽松、舒适，尤其是腰腹部要避免过紧。

7. 不要嚼口香糖或者吮食硬块糖。

8. 不要吃含山梨醇（甜味添加剂）的食物，例如口香糖和糖块。

9. 运动，即使只是短时间的散步也有助于加速肠胃蠕动。

饮食中要少放盐

准妈妈在怀孕期，由于激素作用，易水钠潴留，致水肿。若再多吃盐会加重水肿并且使血压升高，甚至引起心力衰竭等疾病，但是长期低盐也会有副作用，正常的准妈妈每日的摄盐量以7克～10克为宜。那么准妈妈们应从哪几方面来控制盐的摄入量呢？

烹调方法要合理

烹调时，不使盐渗入食物中，而将细盐末、酱油等撒在食物表面，使舌上味蕾受到较强刺激，既能唤起食欲，又能减少盐的摄入量；充分利用醋、糖、苦瓜、辣椒等自然调味食材，调剂口感，以减少对盐的依赖。

减少盐量有诀窍

制作一个小盐勺，按照每日所需的盐量画出标志，每天烹饪时合理分配。只需要称量一次，以后就会基本有数了。

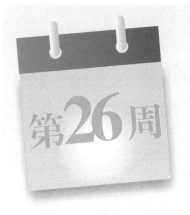

第26周 "拳打脚踢"

爱的指南针

准妈妈指南：怀孕第 26 周，胎宝宝的力气越来越大，你时刻能感到他对你的"拳打脚踢"了，这是一种最幸福的体验，这种感觉对于没有当过妈妈的人是无法体会的。这周如果你的背部出现疼痛感，不用担心，这是受孕激素和松弛素影响，它在松弛你的关节和韧带为分娩做准备。这阶段，准妈妈会觉得心神不安，睡眠也会不好，时常感到焦虑，所以准妈妈要多听听音乐或者看些轻松愉快的电影去缓解。同时准妈妈要多吃些健脑的食品，这样有助于胎宝宝大脑发育。

准爸爸指南：针对准妈妈的产前忧虑，准爸爸又有得忙了。准爸爸要最大限度地劝慰准妈妈，使其情绪保持稳定，不要过于忧虑。胎儿特别喜欢低沉、浑厚父亲的声音，心理学家特别指出，准爸爸要和胎宝宝多讲话、多交流，对胎宝宝大有裨益。

胎宝宝指南：第 26 周，胎宝宝的坐高约 22 厘米，体重又长了 200 多克，大约有 750 克了。本周是胎儿听力和视力发育的一个重要里程碑，胎儿的听力系统从第 18 周开始发育，到现在已经完全形成了，他将对声音越来越敏感，视觉神经功能开始发挥作用，对光线也更加敏感；胎儿的肺部仍然未发育完全；目前可以看到胎宝宝头发颜色和质地了。

保健品怎么吃更合理

很多准妈妈从得知怀孕开始最注重的就是滋补，因为大家都知道妈妈吃得好宝宝长得就好，可是大多数准妈妈都不知道如何进补才是最健康的，除了正常的饮食摄入之外，很多准妈妈还会有针对性地进行滋补，那么准妈妈保健品如何去选择呢？怎样的滋补量才算恰到好处呢？

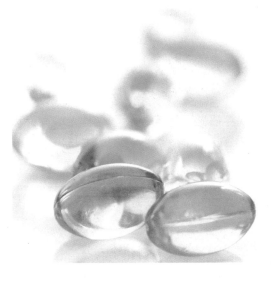

乱象之中，独具慧眼的抉择

市场上有各种各样的保健品，那么在琳琅满目的保健品面前，准妈妈们应做出怎样合理地选择呢？下面我们就来了解一下吧！首先了解市场上流通的保健品分类：

1. 适宜准妈妈吃的保健品

以维生素和矿物质为主要成分的营养型保健品，这类保健品主要含维生素和矿物质（微量元素和宏量元素）。这些营养素是人体所需的，有些容易缺乏、不易从普通食物中摄取足够的量，还有如准妈妈、乳母、儿童等特殊人群，需要增加用量。保健品有的含有多种维生素和矿物质，是综合性地补充；也有以含维生素或矿物质为主的，是单一性补充。

另一类就是维生素类的保健品，适当服用可以很好地弥补日常饮食维生素摄取不足的问题，更好地促进宝宝的发育。

再一类则是 DHA 类的准妈妈保健品，适当服用对于胎儿的大脑发育是有一定好处的。

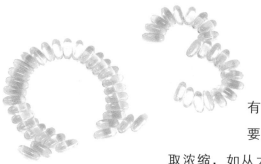

2. 准妈妈需要注意的保健品

以天然或珍贵植物为原料，提取出有效营养成分的保健品，这些保健品主要是把天然植物中最有用的营养精华提取浓缩，如从大豆中提取蛋白，从红豆、黑豆、银杏叶等植物中提取营养物。这类保健品准妈妈在选择时也要注意，有些含有药性的保健品并不适合准妈妈吃（怀孕期不宜多服用鱼肝油）。

以名贵中药或有药用价值的动植物为主要原料的补养型保健品，如人参、鹿茸、灵芝、银杏、乌鸡、鳖等，这类保健品不适宜儿童吃，准妈妈最好也不要选择这类保健品。

从海洋生物中提取有效成分制成的保健品，如深海鱼油。海洋生物，尤其是深海生物肝脏中提取出的鱼油，含有丰富的维生素 A 和维生素 D、胡萝卜素、卵磷脂、牛黄酸等营养物，虽能促进钙吸收和利用，改善、保护心脑血管功能，促进大脑发育，稳定细胞膜，减少和延缓细胞凋亡，提高机体免疫功能，但有的深海鱼油中含有类雄激素作用的物质，不适宜准妈妈和儿童吃。

按需所补，补足所需是关键

"缺啥补啥"是准妈妈在吃保健品时必须坚持的基本原则，切不可轻信广告宣传的一切对自己并无用处的保健品，下面是准妈妈选取时需要了解的情况：

1. 最重要的一点就是准妈妈要弄清自己的体质类型，了解自身情况。中医讲究"缺则补"，正确吃补品首先要弄清楚自己的身体缺什么，是气、血、阴、阳哪一方面亏损，要有针对性地补充。

2. 弄清楚时令季节。人体就像一个小宇宙，一定要根据大自然的变化而平衡调节，有说法"春生、夏长、秋收、冬藏"。准妈妈要根据季节时令确定适合吃什么，春季养肝，夏季养心，秋季养肺，冬季养肾，而一年之中都要养脾胃，养脾胃是重中之重。

3. 弄清楚所进补的药性和实性。准妈妈要弄清楚所进补保健品的寒热虚实，是否适合自己的体质，不要一味补阳，如阴虚体质者不能选择补阳的补品。

摄入之时，讲究适量原则

准妈妈吃什么保健品都不能过多，一定要把握好量，否则保健品就会成为一种"危险"，影响准妈妈和胎儿的健康。比如鱼油虽属动物油脂，但却以不饱和脂肪酸为主，是一些健脑益智类保健品的主要原料，不饱和脂肪酸很容易发生过氧化，在体内代谢时产生自由基，鱼油吃得太多，就会产生副作用，因此，食用鱼油时应相应增加维生素 E 的摄入。原则上，1 克鱼油应该摄入 0.9 毫克维生素 E，以清除体内由鱼油产生的自由基。

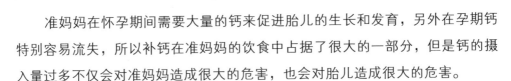

补钙过量有危害

准妈妈在怀孕期间需要大量的钙来促进胎儿的生长和发育，另外在孕期钙特别容易流失，所以补钙在准妈妈的饮食中占据了很大的一部分，但是钙的摄入量过多不仅会对准妈妈造成很大的危害，也会对胎儿造成很大的危害。

钙量过多，妈妈身体有压迫

1. 准妈妈补钙过量，容易造成胎儿发育过大，顺利分娩有困难。

2. 准妈妈补钙过量容易导致高钙血症，甚至诱发肾结石。此外，因女性怀孕时子宫会向右倾斜，压迫输尿管，导致右侧输尿管堵塞，又容易造成了妊娠期肾积水。

补钙过甚，宝宝有风险

1.影响宝宝智力发育，由于补钙过量会造成胎儿的骨头过早钙化，过硬的胎儿头骨不仅会影响顺利生产，而且导致的前囟门过早闭合（一般正常宝宝在 1 岁左右囟门闭合），制约宝宝的大脑发育，影响宝宝的智力。

2.影响宝宝身高。胎儿骨骼的过早钙化还会导致骨骺提前闭合，使长骨的发育受到影响，进而使宝宝身高受到限制。

3.会降低宝宝的免疫力。另外肠道中过多的钙会抑制铁、锌等营养元素的吸收，造成继发性的缺锌和缺铁，并导致宝宝免疫力下降、厌食、生长缓慢、贫血、疲乏。

4.也有可能造成宝宝血管硬化，影响视力和心脏功能。若是血钙浓度过高，会使钙沉积在内脏或组织，若在眼角膜周边沉积将会影响视力，在心脏瓣膜上沉积将会影响心脏功能，在血管壁沉积将加重血管硬化等。

5.增加宝宝以后患泌尿系统结石的风险。钙元素过多还会增加泌尿系统形成结石的风险。

阿胶、人参别滥用

有人认为吃补品总不会错，于是孕期擅自进补，结果导致流产、难产、早产等情况屡见不鲜，殊不知，有些补品准妈妈是不宜服用的，例如最为典型的两大补品：阿胶和人参。

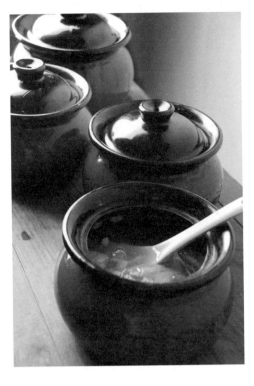

孕期人参适量吃

1. 人参药性偏温，属大补元气之物。若久服或用量过大，会造成气盛阴耗、阴虚火旺，扰动胎儿，导致出血，严重时会危及胎儿的生命。

2. 虽然人参毒性很小，但用量过大也会造成神经系统、心血管系统、消化系统的损害；长期服用还可出现失眠、抑郁、心悸、血压升高等副作用。

3. 由于人参的"抗凝"作用，在临近产期及分娩时，不提倡服用人参，以利于预防产后出血。

因此，准妈妈进补人参要适量，不要看到是补药就以为它对人体有百利而无一害，也不可长期服用。

在选用人参时，可视准妈妈的体质而定。一般来讲，准妈妈有气短、易感冒、怕冷等体质偏阳虚的症状可选用红参；一般情况下可选用生晒参或西洋参。人参服用方法很多，泡水、煎服、炖药膳等均可。

总之，准妈妈服用人参应该在医生的指导下进行，在服用人参的过程中如果出现失眠、胸闷、憋气、腹胀、玫瑰疹、皮肤瘙痒和鼻出血等症状时，应立即停服，以免引起更严重的后果。

阿胶特殊情况用

阿胶性平、味甘，含多量动物胶、蛋白质，有加速血液中红细胞和血红蛋白的生成，改善机体钙平衡的作用，具有滋阴养血、补肺润燥、安胎止血的功效。准妈妈出现先兆流产时，可用阿胶和其他中药配伍，有安胎作用。

但脾胃虚弱、呕吐泄泻、消化不良的准妈妈应忌用；早孕反应胃口不好者，也不宜用；对酒精过敏或合并妊高征的准妈妈也不宜服用。

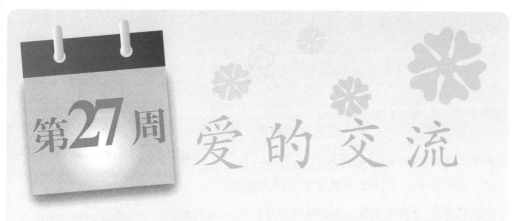

第27周 爱的交流

爱的指南针

准妈妈指南：进入怀孕第27周，胎儿继续增长，胎儿的重量使你的后背受压，后背和腿部可能会剧烈疼痛；你的腿部抽筋很可能会越来越严重；知道宝宝的发育会给你什么惊喜吗？本周羊水量下降，当宝宝踢腿和转身时，你就可以看到你的肚子被那强壮的小胳膊小腿给顶得凸了出来，可能一下子会好几个地方呢，是不是很神奇呢？这周还是适当运动，减少抽筋和疼痛，另外饮食上需要增加谷物和豆类的摄入了。

准爸爸指南：到现在为止，相信准爸爸你已经和准妈妈一起对宝宝进行了很长时间的胎教了，可能你和准妈妈都会出现没耐心的情况。但是要知道，胎教对宝宝以后的成长是极其重要的，所以准爸爸要鼓励自己也鼓励准妈妈继续进行胎教，和准妈妈做一些两个人都感兴趣的事情，然后把两个人都觉得开心的事情说给宝宝听，小宝宝一定会很喜欢的，说不定还会在妈妈肚子里翻着滚回应你呢。

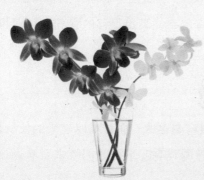

胎宝宝指南：第27周，现在胎儿身长大约36厘米，坐高约25厘米，体重约900克。此时大脑迅速发育，脑组织增长的很快，大脑可以发出命令来控制全身机能的运作和身体的活动了；神经系统和感官系统的发育显著，胎儿耳中的神经传导正在发育，他对声音的反应更加明显、更加一致，他的眼睛

时开时闭，并且乐此不疲；通过 B 超，你可以观察到他的睡眠周期非常有规律。

多吃萝卜减轻水肿

萝卜的多重营养功效

萝卜营养价值丰富，包含多种胡萝卜素、维生素及微量元素等，因此被称作"平民人参"，综述起来多吃萝卜对准妈妈来说主要有两大益处：

1. 萝卜中的维生素，对准妈妈和婴儿都较安全，并且萝卜对准妈妈、胎儿、儿童都有好处，所以准妈妈们可以常吃。

2. 萝卜含有能诱导人体自身产生干扰素的多种微量元素，可增强机体免疫力，并能抑制癌细胞的生长，对防癌、抗癌有重要意义；萝卜中的芥子油和膳食纤维可促进胃肠蠕动，有助于准妈妈体内废物的排出，促进胎儿的发育；常吃萝卜还可降低血脂、软化血管、稳定血压，预防冠心病、动脉硬化、胆石症等疾病。

贴心口诀："吃比不吃强、熟吃比生吃强、捣碎吃比囫囵吃强。"

食用萝卜禁忌

1. 萝卜消肿虽好，但是准妈妈们要注意食用萝卜的禁忌哦！白萝卜主泻、胡萝卜为补，所以对于准妈妈来说二者最好不要同食；还有服用人参、西洋参时不要同时吃萝卜，以免药效相反，起不到补益作用。

2. 萝卜为寒凉蔬菜，阴胜偏寒体质者、脾胃虚寒者不宜多食，胃及十二指肠溃疡、慢性胃炎、单纯甲状腺肿、先兆流产、子宫脱垂等患者少食萝卜。

3. 虽然萝卜有很多的好处，但单吃萝卜肯定不能满足足够的营养，可以将萝卜和别的食物一起煮，但要注意搭配。

选择利于通便的食物

在孕期的准妈妈们由于心火较旺，所以很容易上火，面对难以忍受的便秘，准妈妈经常束手无策，那应该从哪几方面进行调理呢？下面我们就来看看通便食疗三部曲吧！

通便食疗三部曲

1. 补充水分

便秘通常是因为水分缺乏而形成小而硬的大便，无法顺畅地排出体外。准妈妈必须及时补充充足水分，水分摄取量一般情况每天以 2 升～3 升为准，但是要注意准妈妈要选择优质水，纯净水或矿泉水都可以，为了避免肚子受凉，尽量饮用温水。

2. 食用富含食物纤维的食物

食物纤维可以软化分解大便，促进肠蠕动，能有效地预防大肠癌、糖尿病、肥胖、便秘等疾病，尤其对于准妈妈来说食物纤维能温和地帮助准妈妈通便。食物纤维主要存在于蔬果类、豆类、全谷类和菌类等食物中。但食物纤维摄入量不能太多，过多会引起肠胀气，大便次数过多等不适现象，也容易妨碍一些必需微量元素的吸收。所以准妈妈们每日蔬菜、水果与谷类和豆类食物的摄入比例应该是 5：6。

3. 适当食用营养补助食品

改善便秘的营养品主要为乳酸菌，它含有抗菌物质和大量活性乳酸，具有帮助消化的作用；不过，准妈妈不要把食用营养品与吃饭等同，这只是辅助的作用。准妈妈在选择营养品的时候请注意质量，选择安全性高、适合自己的产品。

食物明细需牢记

准妈妈在日常的饮食中，铭记些食物品性，并适时地摄入，也可以很好地帮助准妈妈们通便。

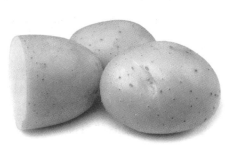

1. 马铃薯

马铃薯是一种营养非常全面且易消化的食物，有助于胎儿的发育，保护孕期健康。同时所含的粗纤维可促进胃肠蠕动和加速胆固醇在肠道内的代谢，具有降低胆固醇和通便的作用，对改善孕期便秘很有助益。

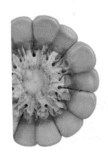

提示：食用前请注意观察，发芽或皮变青、变绿、变紫的马铃薯不可食用。

2. 玉米

玉米是粗粮中的保健佳品。其膳食纤维含量很高，能刺激肠胃蠕动、加速粪便排泄，对妊娠便秘大有好处。当然，其还具有利尿、降压、增强新陈代谢、细致皮肤等功效。

提示：食用时请避免过量，易致胃闷、胀气。

3. 黄豆

黄豆的营养价值很高，又被称为"豆中之王""田中之肉"，它含有非常优质的蛋白质和丰富的膳食纤维，有利于胎儿的发育，并促进准妈妈的新陈代谢。同时，丰富优质的膳食纤维能通肠利便，利于改善准妈妈便秘。

提示：黄豆不宜生吃，夹生黄豆也不宜吃。

饮食原则不可破

膳食纤维可加速肠蠕动，促进肠道内代谢废物的排出，减轻孕期的便秘。含有丰富纤维素的食物有糙米、全麦食品、各类果仁、干杏、豌豆、葡萄干、韭菜、芹菜、无花果等。

因此，准妈妈一定要选择好自己可以接受的膳食纤维，保证孕期消化与吸收功能正常，从而有利于胎儿的生长发育。为了时刻提醒，准妈妈们需要牢记一下通便9大原则，可以在比较显眼的地方贴上小便条，这样效果会很好哦！

1. 吃纤维多的食品：山芋、粗粮、各种绿叶蔬菜。

2. 吃残渣多的食品：韭菜、芹菜、海带。

3. 吃水分多的食品：雪梨等富含水分的水果。

4. 吃能促进肠蠕动的食品：蜂蜜、香蕉、芋头、苹果。

5. 吃富含有机酸的食品：酸奶。

6. 吃含有脂肪酸的食品：松子仁、黑芝麻、瓜子仁。

7. 吃含有维生素 B_1 的食品：粗粮谷物。

8. 每日清晨起床饮凉开水一杯。

9. 禁用剧泻药物，以免引起流产、早产或胎膜早破等。

多吃利于睡眠的食物

1. 牛奶

牛奶中含有人体必需的氨基酸，准妈妈睡前喝一杯牛奶，牛奶中的色氨酸量足以起到安眠作用，再加上饮用牛奶的温饱感，同时也增加了催眠效果。

2. 核桃

核桃是一种滋养强壮品，可治神经衰弱、健忘、失眠、多梦和饮食不振，准妈妈每日早晚各吃些核桃仁，有利睡眠，有助于宝宝大脑发育。

3. 莲子

莲子有养心安神的作用，心烦梦多而失眠者，则可用莲子心加盐少许，水煎，每晚睡前服。

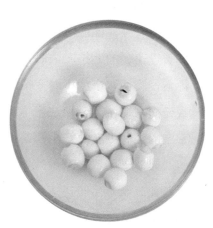

4. 茶疗

有人说饮茶是醒脑，可不知道其实饮茶也可以促进睡眠，建议准妈妈喝点绿茶或者清淡的茶，不要喝红茶和浓茶。

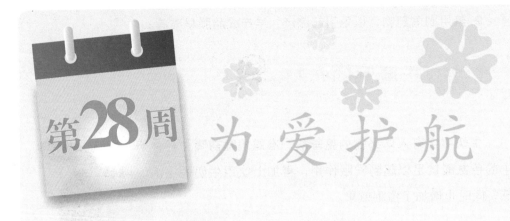

第28周 为爱护航

爱的指南针

准妈妈指南：怀孕第28周时，胎宝宝几乎充满了整个子宫，他活动的空间变得有限，他的活动因此变少，你会感觉到胎动也比过去减少了很多；子宫增长迅速，向上挤压内脏，所以你会感到胸闷气短；这阶段站立或者蹲的过久都会使脚面和小腿水肿变得严重，属于怀孕后的正常现象。现在，准妈妈会出现无痛宫缩，要密切注意早产问题，你可能需要每两周去做一次产前检查，为宝宝的顺利生产做好全程监护。

准爸爸指南：帮准妈妈记录每一次有规律的胎动；记得帮准妈妈经常称体重；此外胎儿生长迅速，子宫明显增大，准妈妈的腹部越来越大了，行动越来越不便、腰酸背痛、性欲减退，准爸爸这时要充分理解准妈妈；为了母子健康，这段时间避免性生活，多和准妈妈一起欣赏一下那些古典乐曲，不仅能进行胎教，还能使人性情变得平和。

胎宝宝指南：第28周，胎宝宝坐高约26厘米，身长38厘米左右，体重约1200克。这时期胎儿的脑组织越来越发达了，脑组织数量增加，脑细胞和神经循环系统的连接更加完善；肺目前尚未发育完全；这时候胎宝宝的睫毛也已经完全长出来了；本周他体内的脂肪占2%～3%，脂肪层还在继续积累，为出生后在妈妈子宫外的生活做准备；皮脂形成，肌肉紧张度也在逐渐提高；到目前为止，重要的神经中枢已基本发育完备。

巧烹饪避免维生素流失

我们都知道，菜的烹饪其实是很难的，因为稍不注意维生素和其他的营养物质就会流失，为了保证准妈妈的营养，在烹饪的时候应该怎样避免维生素的流失呢，下面我们一起来看一下吧！

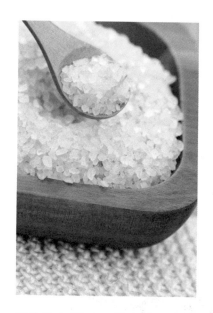

分类处理需细心

烹饪中不免会引起维生素的流朱，为使流失量降到最低，我们来进行一下分类处理吧！

1. 米类

煮、蒸的烹饪方法最好，洗米不要搓得太狠,煮粥不要放碱,以免破坏了 B 族维生素、不要捞饭弃米汤,大量的营养素会随米汤的弃掉而损失。

2. 面食

生活中常用蒸煮炸烙烤等加工方法，蒸馒头烙大饼时面粉中维生素的损失较少；炸油条油饼维生素可全部被破坏。

3. 蔬菜

先洗后切，切块均匀，急火快妙，少加水，勿弃汤；菜应现做现吃，勿久置，切忌反复加热；水可分解维生素，尽量用流动的水来洗菜，不要将菜泡在水中，蔬菜连汤吃；做菜时少用高压锅，避免采用蒸或炖的烹饪方法，高温容易毁坏维生素（尤其是 B 族维生素及维生素 C）；尽量减少烹饪的时间，不要将食物长时间置于高温下，尽可熊少吃重热的菜，许多水溶性维

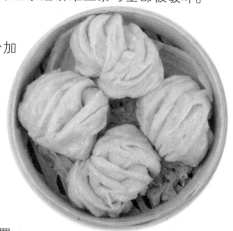

生素对热、酸和碱极为敏感。

4. 肉类

猪肉在红烧清炖时维生素损失最多，蒸和油炸次之，炒肉时损失最少。

5. 蛋类

蛋类的烹调也多式多样，煮和炒营养素损失最少，炸鸡蛋维生素损失最多。

留住维生素，招数不可少

1. 低温保存。买回家的新鲜青菜，如果不及时吃掉，便会慢慢损失一些维生素。如菠菜在 20℃ 时存放若干天，维生素 C 损失可达 80%。因此买回后应放在阴凉干燥处，并尽快食用。

2. 边角料别丢掉。大家吃豆芽时别只吃下面的芽，将上面的豆子丢掉，事实上，豆中的维生素 C 含量比芽高 2 ~ 3 倍，丢了岂不可惜。

3. 先冲洗再切。很多人喜欢将菜先切后洗，认为这样更加卫生，其实是错误的。蔬菜表面附着的细菌和其他污染物，很容易从切菜的"伤口"进入菜内，同时，菜中的水溶性维生素也会被流水"无情地带走"。

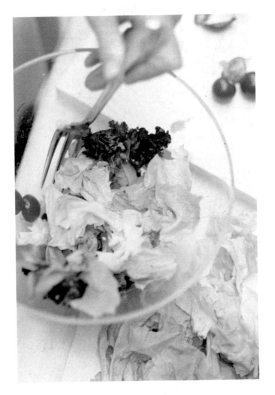

4. 别用铜锅炒菜。铜常被称为维生素的"敌人"，用铜锅炒菜会使维生素 C 和维生素 B_1 等分解，从而降低营养。

5. 炒菜时盖上锅盖。实验表明，若盖住锅盖烧菜，蔬菜中的维生素 B_2 只损失 15% ~ 20%；如果不盖锅盖，就多损失 2 ~ 3 倍；不加锅盖煮菜 7 分钟，维生素 C 的损失与盖了锅盖煮 25 分钟所损失的一样，而且前者还使蔬菜中的维生素 A 被破坏。

6.旺火快炒。大火快炒的菜，维生素 C 损失仅不到 20%，若炒后再焖，菜里的维生素 C 损失将近 60%。所以，炒菜要用旺火，这样炒出来的菜，不仅色美味香，营养损失也少。烧菜时加少许醋，也有利于维生素 C 的保存。有些蔬菜，如黄瓜、西红柿等，能生吃就不熟吃，以便尽可能多获取维生素。

7.现炒现吃。青菜中的维生素 C 在烹调中损失 20%；溶解在菜汤中的损失 25%；如果再在火上温 15 分钟，会再损失 20%，共计 65%。这样，我们从青菜中得到维生素就所剩无几了。

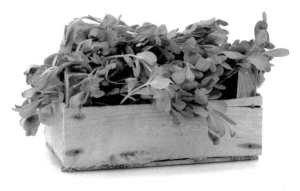

8.吃菜也应喝汤。炒菜时，大部分维生素会溶解在菜汤里，许多人爱吃蔬菜却不爱喝菜汤，这就将大量的维生素白白浪费掉了。以维生素 C 为例，白菜炒好后，维生素 C 会有 70% 溶解在汤里；新鲜豌豆放在水里煮沸 3 分钟，维生素 C 有 50% 溶在汤里。

正确熬汤既美味又营养

炖汤之前，先将洗净的骨头砸开，然后放入冷水，冷水一次性加足，并慢慢加温，在水烧开后可适量加醋，因为醋能使骨头里的磷、钙溶解到汤内。

不要过早放盐，因为盐能使肉里含的水分很快跑出来，会加快蛋白质的凝固，影响汤的鲜美（此外，专家推荐的炖具为压力锅，因为用压力锅熬汤的时间不会太长，而汤中的维生素等营养成分损失不大，骨髓中所含的微量元素也易被人吸收）。

长时间炖出的浓汤，或以猪骨、鸡脚、连皮家禽、肥肉类煮成的汤，含有大量的饱和脂肪，且口感肥腻，这类汤对胃肠道有一定刺激，不适合准妈妈们喝。

吃火锅的注意事项

忌吃食物要认清

准妈妈吃火锅要注意饮料的选择，不宜选择啤酒、汽水饮品，因为啤酒、汽水均属寒凉饮料，容易引致胃痛，所以应该选择利于宝宝的酸梅汤。

同时在食物方面，准妈妈不宜吃蚬、蚝、鲍鱼仔贝壳类食物，此类食物容易污染，偶一不慎容易中招出现肠胃不适，如果实在忍不住要吃，那也要彻底煮熟。

喝火锅汤要趁早

在营养素溶入汤中的同时，牛羊肉中的饱和脂肪和菜里面的亚硝酸盐、草酸等也同时进入火锅汤。因此，喝汤应当趁早，等到汤已经沸腾了一两个小时，表面浮油含量很高、亚硝酸盐含量大大上升之后，就不宜大量喝汤了。

减少食量助消化

准妈妈胃部的消化能力降低，吃火锅时，准妈妈若胃口不佳，应减慢进食速度及减少进食分量，以免食后消化不了，引致不适。

吃火锅必须讲顺序

涮火锅的顺序要认清，准妈妈们最好吃前先喝小半杯新鲜果汁，接着吃蔬菜，然后是肉。这样，才可以合理利用食物的营养，减少胃肠负担，达到健康饮食的目的。

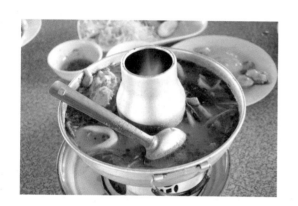

火锅太远勿强伸手

假如火锅的位置距自己太远，准妈妈不要勉强伸手取食物，以免加重腰背压力，导致腰背疲倦及酸痛，最好请丈夫或朋友代劳。

加双筷子免沾菌

准妈妈应用准备两双筷子，尽量避免用同一双筷子取生食物及进食，这样容易将生食上沾染的细菌带进肚里，而造成泻肚及其他疾病。

另外，冬日准妈妈们吃火锅应减少次数，偶尔吃也一定要把肉片煮透才可食用。因为羊群中弓形虫的感染率大概是61.4%，这些弓形虫不但对准妈妈们的身体有害，并且还会影响到准宝宝的健康。

不宜用酒精加热火锅

现在的火锅店形式多样化，所以采用的燃烧原料也各不相同，有的用炭块，有的用固体酒精，有的用电。准妈妈最好不要去用酒精加热的火锅店，因为用废酒精制成的固体酒精燃料中可能含有多种有机溶剂，加热时可产生致癌的甲醛，以及大量杂醇挥发物等有毒气体，对胎宝宝和准妈妈都有危害。

Part 8

好孕 **29~32** 周

快速生长

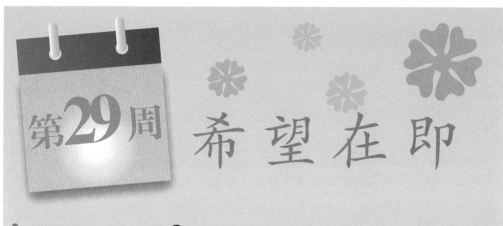

第29周 希望在即

爱的指南针

准妈妈指南：进入怀孕第 29 周，也是进入孕晚期的第 1 周，这时希望越来越近了，幸福也越来越浓了。准妈妈的体重增加了 8.5 千克 ~ 11.5 千克，准妈妈的内脏继续被增大的子宫压迫，便秘、背部不适、水肿及呼吸急促的状况可能会加重；此时要注意区别假宫缩与真宫缩。这阶段要注意充足的休息，不要走太远的路或长时间站立，坚持体检，饮食上少食多餐。此外正确的睡姿、坐姿、良好的营养及适当的锻炼和休息也能改善上述问题。

准爸爸指南：随着胎儿的诞生越来越近，目前还有个别准爸爸会因为胎儿性别而烦恼，对于一个明智的准爸爸来说，这是完全没有必要的，男孩女孩都一样是自己亲生宝贝，一样会是你的贴心暖宝宝的。此外，大多数妈妈由于预产期临近，会得产前忧郁症，准爸爸一定要时时开导，转移准妈妈的注意力。这段时间也是准妈妈妊娠期高血压疾病高发期，准爸爸要给予一定关注。

胎宝宝指南：第 29 周，胎宝宝坐高约 27 厘米，身长约 43 厘米，体重约达 1300 克。这周由于皮下脂肪已初步形成，胎宝宝看上去胖了很多；手指甲也很清晰了；胎宝宝的肌肉和肺还在继续发育；大脑神经元细胞增长也比较迅速，因此宝宝的头部也在继续增大，他的脑部能指引有规律地呼吸并且能控制体温。但是还是那句话：每安全度过 1 周，胎儿出生时健康强壮就多一份保障，准妈妈还是平时要特别注意，防止胎儿早产。

合理饮食，避免胎儿过大

29 周已经到了孕晚期，也就是怀孕第 8 个月。第 8 个月是宝宝快速发育的时期，这个时候，合理饮食更为重要，如果准妈妈们一味地猛吃猛补，可能造成胎儿过大。要知道，过大的胎儿不利于顺产，加剧产妇疼痛，导致产程延长，甚至致新生儿窒息。因此要合理饮食。

多吃什么

多吃新鲜的蔬菜和水果，像芹菜、苹果、香蕉等。准妈妈已经知道了，蔬菜的营养价值和水果的独特风味，不仅补营养，而且好吃好消化。

多吃优质蛋白，像新鲜健康的鱼、虾、蛋、瘦肉等。这些食品营养价值高，可以满足准妈妈和胎宝宝的需要。

多吃豆类、奶制品、薯类食物，这些食物同样会给准妈妈们提供足够的营养，而且不会使准妈妈们过于增胖。

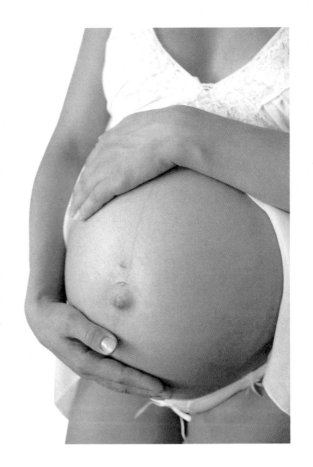

少吃什么

少吃饼干、巧克力等热量高的零食，这些零食虽然好吃，可是它里边含有大量的糖分，不利于准妈妈和胎宝宝的健康。

少吃黄油、猪油及其他动物的油脂产品，少食用肥肉等。

进食原则

少吃多餐、种类齐全、营养丰富、清淡可口。这些进食原则可以使准妈妈受益多多。每顿少吃点，吃的次数多点，不要单吃一种食物，吃多种补多种营养，少盐少油不食辣。清淡的食物最能让准妈妈们吃得好、睡得好，也能让肚子里的宝宝成长得好。

保持良好的心态，合理饮食，不要过度进补，以免造成巨大儿。

此时补硒很重要

硒是人体不可缺少的微量元素，对人的身体健康等起着不可忽视的作用。硒元素可以排毒、解毒、增强免疫力，对肝脏、心脏等起到保护作用。妊娠时，胎儿及胎盘生长需较多的硒元素，母体会主动为胎儿传送硒，如果母体硒元素的下降，会影响胎儿健康，尤其是患有妊娠期高血压疾病的准妈妈，还会使病情加重。

硒元素的重要性

1. 硒有抗癌作用。人体缺硒易患各种癌症，如胃癌、肾癌、肝癌、肺癌、白血病等。

2. 硒能够增强人体免疫力和抗拒氧化作用，使人体提高免疫力，减缓衰老速度。

3. 硒能够增强生殖功能，提高精子质量，增加受胎率，使胎儿健康发育。

4. 硒有排毒、抗毒的作用，可预防和抵抗有害重金属铅、砷等对人体的伤害作用。

5. 硒能够调节各类维生素于人体的吸收和转化，预防由蛋白质缺乏引起的营养不足等现象，能减少由于其他营养元素缺失而导致的一系列疾病，如白内障等。

6. 硒是肌肉的重要成分，对男性尤为重要。

硒对胎儿的影响

硒元素对人体的重要性特别之大，对于胎宝宝来说，同样不可忽视。硒元素在胎宝宝生命之初就已经开始保护着胎宝宝了。硒元素减少了胎儿畸形、无脑儿等出现的概率；使胎宝宝的免疫功能增强，减少呼吸道系统的疾病；促进胎儿发育尤其是大脑和眼睛的发育；维持胎宝宝的心脏功能；减少了重金属元素对胎儿的伤害。硒元素是胎宝宝的保护神之一。

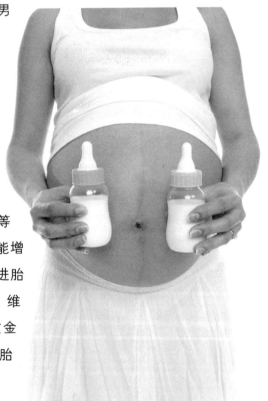

如何补充硒元素

食物补充硒元素很重要。由于人体不具有储存硒元素的功能，所以，每天进食含有硒元素的食物是关键。科学认定各类食物硒元素含量比重是动物脏器 > 海产品 > 鱼 > 蛋 > 肉 > 蔬菜 > 水果，一些富含硒元素的大米、面粉等也是补硒佳品。每天摄入一些含硒元素较多的食品，尤其是准妈妈。

此外，硒元素最好是从食物中获取，如果硒元素过量，可能造成中毒、脱发、乏力等现象。一些硒元素含片最好谨慎食用。

硒元素和维生素片一起食用效果更佳。

少吃油炸食品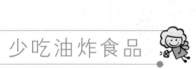

油炸食品是我国传统的食物，像油条、油饼、麻花、馓子，还有炸薯条、炸鸡翅等，这些油炸食品香脆可口，很受大众欢迎，准妈妈经过了前段时间的妊娠反应，现在也许要补偿自己吃不下油炸食品的遗憾了。然而，油炸食品危害多多，不宜经常食用。丙烯酰胺是油炸食品里边的有害成分，在油炸过程中，热熔后发生剧烈反应。

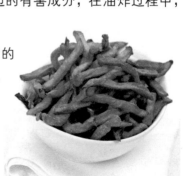

1. 丙烯酰胺摄入人体会对眼睛和皮肤有一定的刺激作用，经皮肤、呼吸道和消化道吸收，部分在体内蓄积，主要影响神经系统。

2. 长期小剂量摄入丙烯酰胺的人会出现嗜睡、情绪波动、记忆衰退、幻觉和震颤等症状，丙烯酰胺含量高还能使动物患生殖系统癌症。

3.油炸食品是高脂肪含量的，尤其是准妈妈，食用油炸食品会导致体重增加，肥胖不利于生育，也会增加妊娠期糖尿病的危害。

4.油炸食品油腻，难消化，对准妈妈来说，可能会加重胃的负担。

5.油炸食品里边有很多致癌物，经过油炸，一些营养元素也被破坏，食用不宜。

做个有自制力的准妈妈，怀孕期间远离油炸食品，给8个月的胎宝宝一个安定的"摇篮"。

少吃腌制食品

除了刚才说过的油炸食品，腌制食品也是我国传统的食品之一，可是遗憾的是，这些有独特历史和传统风味的食品，恰恰不能经常食用，尤其是我们关注的准妈妈们。腌制食品如最普通的咸菜，还有腊肠、熏肉、泡菜、咸鸭蛋等。

1.长期吃腌制食品对人体的危害是很大的。腌制食品里有毒性的亚硝酸盐，亚硝酸盐在人体中易与蛋白质中的胺类物质结合，形成强致癌物亚硝胺。

2.对于一些有高血压、高血脂疾病的准妈妈们来说，就更不能食用腌制食品了。而且，腌制食品含盐量高，加重了肾的负担。

3.蔬菜经过腌制，很多营养成分丧失，已经没有食用的必要了。并且在腌制过程中，细菌等进入，会对人体有害。

所以，准妈妈们不能经常食用腌制食品，偶尔吃一些有独特风味的腌制品是一种享受，未尝不可以试试。但是，不要保留早晨咸菜、馒头、小米粥的饮食习惯，也不要经常食用各类的腌制食品哦！

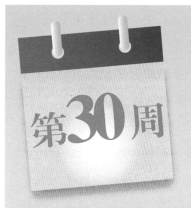

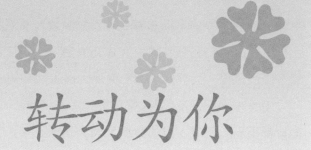

第30周 转动为你

爱的指南针

准妈妈指南：进入怀孕第30周，离预产期越来越近，准妈妈们可能会越来越紧张了，但要注意一个问题，即胎位问题，胎位正常与否直接关系到分娩能否顺利进行，所以准妈妈对于胎位不正的胎儿，要在医生的指导下进行矫正。此外，这阶段的准妈妈仍然会感到胸闷气短、胃部不适等，这些反应随着胎儿头部下降、进入骨盆会逐渐减轻。同时，孕晚期饮食上也要好好控制，以防因为胎儿过胖而影响分娩。孕晚期白带会越来越多，日常生活中要注意保持外阴清洁卫生。

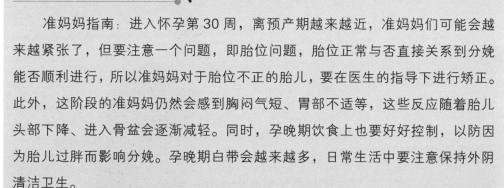

准爸爸指南：准爸爸一定要准时带准妈妈去做定期检查，这是值得相当注意的一件事情。通过医院的检查，不仅能观察准妈妈的健康、胎宝宝的发育情况，还能和准妈妈一起倾听那小心脏有力的搏击声，和准妈妈一起分享那刻的喜悦。准妈妈的腰酸腿痛这时可能会加重，准爸爸要继续坚持按摩。准妈妈吃得好，胎宝宝才健康，所以准爸爸还要做一名高级营养师，给准妈妈准备营养价值高的东西。

胎宝宝指南：第30周，胎宝宝大概有44厘米长，约重1500克。从现在开始到分娩，每个胎宝宝增加体重的比率都会不一样；这周胎宝宝的眼睛可以随心所欲地睁开闭上了，他能够看到子宫中的景象，还能准确辨认和跟踪光源，你可以拿手电筒试验一下，胎宝宝或许玩得很开心呢；大脑的发育非常迅速，皮下脂肪继续增长；胎儿的骨骼、肌肉和肺部的发育日趋成熟；男宝宝的睾丸这时候处于从腹腔向阴囊下降的过程，女孩的阴蒂已突现，出生前几周会被阴唇覆盖。

有些准妈妈反应：胎宝宝动得太厉害了，晚上左侧睡蹬左边，右边睡蹬右边，怎么都不行，不是一般的折腾。其实这很正常，宝宝在这个时候，已经进入快速增长期有一段时间了，健康的宝宝总会给妈妈提示一下："我在你肚子里呢！"各位准妈妈就安心等宝宝生长吧！做好宝宝坚强的后盾，继续在怀孕期间吃好、睡好、养好。

适当增加热能食品的摄入

能量维持人体体温的正常和向外界散发热能，人的一切生命活动都需要能量。一些高热量的食物吃多了会加重人体的负担，导致高血压、肥胖等。但是，高热量的食物不是不吃，而是少吃。平均男性每日消耗的能量是2400千卡～2700千卡，女性每日消耗的能量是2100千卡～2300千卡。根据中国生理科学会曾修订并建议的标准：我国妇女孕期及产后的热量供应量，每日应比正常时增加1255千焦（300千卡）。

摄入量不足，人体会长期处饥饿状态，会使用自身储备的能量消耗以满足生命活动，导致消瘦、精神不足等；而过量摄取使得脂肪在人体堆积，肥胖有引发高血压及其他疾病的风险。

对于准妈妈来说，胎宝宝在成长之初，能量的消耗不是很多，所以不必担心胎宝宝能量不够用而大补特补，每天按正常的饮食补充能量就行。到了孕后期，补充热能食物，一方面是胎宝宝需要，更重要的一方面是为了准妈妈储备能量，有个健康的身体，为日后的分娩做准备。

因此，准妈妈可以食用面条、米饭、薯类等易消化又含有热量的食物，也可以食用少量肉类，既解馋，又口感好，还能补充热量。适宜准妈妈吃的肉类有猪瘦肉、牛肉、鸡鸭肉，还有兔肉。这些食物最好以炒、蒸、煮为烹饪原则，最好少用油煎的肉类。这些食物的做法很多，可以和蔬菜一起做成美味的食物，能减少油腻，营养更丰富，还能让准妈妈们吃得开心。

饮食要多样化

《黄帝内经》里讲："五谷为养，五果为助，五畜为益，五菜为充。"古人就已了解了各类食物的不同作用以及食物多样性的好处。事实证明，食物的丰富性和多样化能减少疾病，有延年益寿的作用。所以，饮食一定要多样化，补充不同的营养，而且准妈妈不会吃腻。

最理想的饮食多样化

看下列的一份比较合理科学的平衡膳食表，是最理想的饮食多样化表。准妈妈们可以对照自己平时的饮食状况，作出权衡，看看需要补充什么。

谷物类 300 克 ~ 500 克

蔬菜类 400 克 ~ 500 克

水果类 100 克 ~ 200 克

畜禽肉类 50 克 ~ 100 克

海鲜鱼虾类 50 克

油脂 25 克

蛋类 25 克 ~ 50 克

奶及奶制品 100 克

豆类及豆制品 50 克

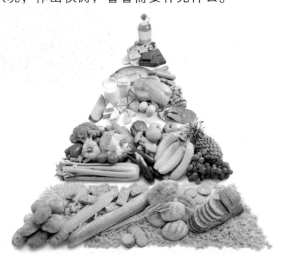

根据每天摄取各类食物的膳食分布情况，再加饮水 1500 毫升～ 2000 毫升（季节有变化）。

饮食多样化，身体更健康

食物之间营养元素相互补充，只有食用多种食物，才能满足身体新陈代谢和成长的需要，以维持自身和宝宝身体运转的多种需求。

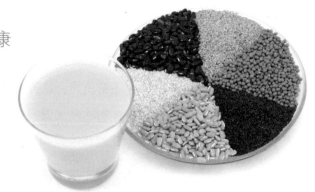

多进食富含花青素的食物

花青素是一种植物色素，具有水溶性，常存在于细胞液中以及某些植物的花果中。它是一种抗氧化剂，能清除人体内的自由基，对人体健康有很重要的作用。

自由基化学性质极为活泼，特别是其氧化作用强，故具有强烈的引发脂质过氧化的作用。自由基反应可引起细胞广泛损伤，与炎症、肿瘤、免疫性疾病、衰老等关系密切，可引发心脏、脑、肝、肾等各脏器病变，严重危害人类健康。

花青素是目前科学界发现的防治疾病、维护人类健康最直接、最有效、最安全的自由基清除剂，其清除自由基的能力比维生素C、维生素 E 分别高出将近 20 倍、50 倍，花青素的作用具体有以下几种：

1. 减少自由基反应带给人类的健康危害，还可以减缓眼睛疲劳。

2. 作为一种抗氧化剂，能够保护人体减少有害物质的伤害，保护血管内壁，增强血管弹性，改善皮肤状况，使得皮肤光滑，有抗衰老的作用。此外还可以增加关节的柔韧性，预防关节炎。

3. 花青素还可以增强免疫系统的能力，减少感冒，抑制炎症和过敏，预防高血压，减少癌症隐患。

富含花青素的食物有：紫甘蓝、葡萄、黑莓、无花果、樱桃、甜菜根、茄子、紫甘薯、血橙、红球甘蓝、蓝莓、红莓、草莓、桑葚、山楂皮、紫苏、黑（红）米等。对于格外辛苦的准妈妈们来说，孕期新陈代谢发生变化，免疫力不如以前，多食用一些富含花青素的食物，既可以清除身体毒素，还可以保护孕期的皮肤，让准妈妈的身体更健康。

餐后不要马上运动

餐后不能立马运动，尤其是在一顿饱餐之后进行激烈的运动。这是大家都知道的常识，其实还有另一点，那就是激烈运动后，也不能立马进食。那么，我们看看餐前不能激烈运动和餐后不能立即运动的原因吧。

运动时，人的肌肉活动强烈，血液循环速度加快，全身的血液重新分配，由于运动，大量血液进入肌肉，像人体的一些消化器官反而供血量少，处于收缩状态，这时候，消化器官的动力不足，蠕动缓慢，胃液等消化腺分泌减少。此时，如果立马进食，反而不易消化。

如果运动后立马进食，胃肠道供血不足，肠胃蠕动差，消化功能受阻，严重者可引起痉挛。如果是夏季，运动后大量液体丢失，脱水导致消化液减少，增加身体负担，影响身体健康，可引发一些如心血管疾病、阑尾炎等。对于准妈妈来说，最怕的是运动后心跳加快、血压升高，而且妊娠期糖尿病风险增加。

所以，专家建议，最好在餐前隔半小时到一小时进食，餐后隔半小时或一小时再运动。这样，对于身体大有益处，准妈妈们在孕 8 个月的时候，饮食消化功能本来就略逊于平时，而且呼吸不如以前顺畅，这时候多注意饮食原则，会对自身和胎儿都有好处。

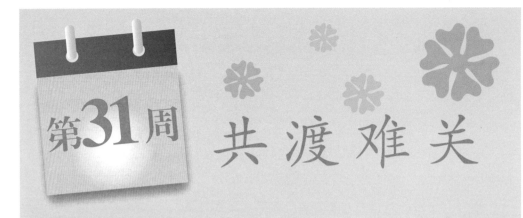

第31周 共渡难关

爱的指南针

准妈妈指南：怀孕第31周，跟宝宝见面的时间又近了一步，是不是在紧张的同时也越来越兴奋呢？这周大部分准妈妈的子宫底已上升到了横膈膜处，因此会经常感到胃不舒服、呼吸困难，这种情况以后会慢慢缓解的；随着胎宝宝的生长速度加快，你的体重会增加的特别快；另外，你的肚脐周围、下腹及外阴部的颜色越来越深，妊娠纹、妊娠斑也可能会更加明显；这时准妈妈会变得非常健忘，这些都是正常现象。准妈妈由于胃不舒服，可少食多餐，餐后1～2小时内不要立即平躺。

准爸爸指南：随着准妈妈预产期的临近，准爸爸要给予更多的关心，生活上要注意不让准妈妈拎重物，走楼梯要搀扶等；工作上要尽量减少出差，在这个关键时期多陪着准妈妈，和准妈妈一起共渡难关；多鼓励准妈妈，多听准妈妈的倾诉，多开导准妈妈，帮助准妈妈克服分娩恐惧；最后准爸爸最好和准妈妈一起参加一下分娩课程班，可以让准妈妈安心，也可以增进感情。

胎宝宝指南：第31周，胎宝宝坐高约28厘米，重约1600克，此后，他的身高增长将趋缓而体重迅速增加。胎宝宝的主要器官发育已接近成熟，很快就会具有呼吸能力和分泌消化液的能力；随着胎儿的快速增长，活动空间变得有限，胎动也变少了，每小时他大概会动

10 次左右；皮下脂肪变得丰满，宝宝脸部的皱纹减少了很多，他的胳膊和腿也都变得丰满起来，他看上去已经像一个刚出生的婴儿了。

而此时的准妈妈，由于胎宝宝长大，产期越来越近，子宫底下降，准妈妈们会感到呼吸困难，饮食也变得少了。第 31 周，妈妈该怎么做呢？

两餐中间的加餐该怎么吃

常说少食多餐，这是对准妈妈们很合理的建议了。知道了一日三餐正餐要营养丰富，种类多多，两餐之间需加餐，尤其是 30 多周食欲不佳的准妈妈们一定要加餐的。

适量水果

水果是大家都喜欢的食物之一，水果里的营养成分不言而喻，大量的水分、维生素及矿物质可满足人体的需要，新鲜水果是两餐之间良好的加餐食品。但由于水果里有很多的糖分，对于有妊娠期高血压疾病和妊娠期糖尿病危险的妈妈们来说，要适当的食用，尽量各种水果换着吃。还可以自制纯果汁，口渴了喝，对于夏季怀孕的 30 多周的妈妈来说，可是无比美味的。

全麦食品

全麦食品含有麦麸，不含脂肪，富含碳水化合物、维生素、各类微量元素。能够畅通肠道，降低胆固醇，营养价值特别高。像小麦、燕麦、莜麦、荞麦等面包和饼干，是很好的餐补食品，一些高纤维饼干也是。但还是要注意一点，不能过量。

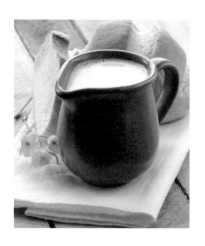

奶、豆制品

　　鲜奶、酸奶、奶酪等早已经被我们说过很多次了，此时的准妈妈们由于进食量减少，经常有饥饿感，奶制品是很不错的选择。当然，豆制品也不错，如自制豆浆、豆腐脑等。

坚果、干果

　　松子、开心果、各类瓜子、花生等是两餐之间较好的补充食品，营养价值各位准妈妈在之前可都了解过了。还有一些干果如无花果、西梅、乌梅、葡萄干等，这些食品既健康又可口，对于怀孕的准妈妈来说，那可是大有裨益。

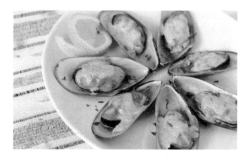

海产品

　　生活在沿海的妈妈可能吃饭少不了海鲜海味，海产品对于准妈妈们来说可是宝贝。一些海苔、鱿鱼丝等零食，也可以作为准妈妈们的营养补充。

　　其实，只要不食辛辣、盐腌制、高脂肪等食物，只要不暴饮暴食，很多食品是会给准妈妈们带来无比的快乐的。

火龙果的功效

火龙果因外表似鳞片呈红色而得名，原产于中美洲热带地区，是一种环保、绿色的热带水果。也是准妈妈必食用的最佳水果之一。火龙果依果肉颜色分为红、白、黄火龙果3个品种，其中以红火龙果品种最多。

如何挑选火龙果

在挑选火龙果时，要注意以下的问题：

1. 颜色

火龙果的皮是红色的，在挑选的时候对比一下，颜色越红，说明熟的越透。

2. 重量

挑选火龙果时，越重的火龙果表明果肉越丰富，汁越多，越好吃。

3. 外观

火龙果表皮颜色鲜艳，表面光滑、水嫩、无腐烂，这样的火龙果就是好的。

火龙果功效大

1. 火龙果含有花青素，这在水果里边，可是很少有其他水果所能及的。花青素是一种抗氧化剂，能在人体血液中保存活性75小时，能够保护人体免受自由基的损伤。

2. 火龙果含有胶状植物性白蛋白，这种白蛋白会把人体的有害重金属铅、汞、铬等包裹，随后排出体外，避免人体健康受到危害，起到排毒作用，有利于胎儿发育，还可以保护准妈妈胃壁。

3. 火龙果含有水溶性膳食纤维，能起到减少便秘、降低血脂、防止痔疮的作用。

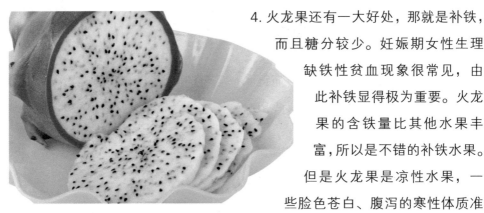

4.火龙果还有一大好处，那就是补铁，而且糖分较少。妊娠期女性生理缺铁性贫血现象很常见，由此补铁显得极为重要。火龙果的含铁量比其他水果丰富，所以是不错的补铁水果。但是火龙果是凉性水果，一些脸色苍白、腹泻的寒性体质准妈妈不宜多食。每周1～2个新鲜的火龙果就好。

火龙果最佳吃法

对于准妈妈来说，每天吃适量水果是很有好处的。但是，就那样剥了或削了皮就吃，时间长了未免感到难以下咽，或没食欲，那么，教准妈妈们一个好的方法，既简单又实用。

火龙果酸奶沙拉

需要一个火龙果、两个李子、半个梨，梨最好是脆脆的那种。还需要200毫升的原味酸奶。接下来的做法很简单，就是把所有的水果洗干净，切成自己喜欢的形状，混合在食用盘里边，滴入少量食用熟油，再加一点点盐。好了，一道完美的沙拉就做成了。

准妈妈动动手，简单又美味的好吃的就来了，谁说怀孕不是一种享受呢！这是上帝给女人的特权啊！

吃洋葱减轻失眠

想必每个有烹饪经历的准妈妈们一定会记得切洋葱的时候泪流满面的样子。有些人特别不爱吃洋葱，有些人却是很喜欢吃。洋葱是一种营养价值极为高的蔬菜，多食洋葱，对人身体健康能起促进的作用。

洋葱的营养价值高

洋葱富含各种氨基酸、蛋白质、铁、钙、磷、各类维生素、碳水化合物等。

洋葱有多种颜色

洋葱有红、白、黄3种颜色：

红色的洋葱比较辛辣、味道强，但也比较甜，葱片很厚、水分多，宜生拌。同时，红皮洋葱不宜储藏，易坏。

黄皮洋葱葱片薄，水分较少，味淡。

白皮洋葱辣，适合烹饪。

各位准妈妈们不能多食辛辣食品，生吃洋葱不太可能，烹饪后再吃是可以的。

保健功效包括：御寒、刺激消化、降血压、提神、抗氧化、杀菌等作用。药物作用有：防止骨质疏松、分解脂肪、对抗哮喘、防治癌症、降低胆固醇等作用。

预防和减少失眠

对于准妈妈们来说，除了丰富的营养和多重的疗效，最佳的效果就是可以减少失眠。有怀孕经历的妈妈们说：失眠是怀孕期间很痛苦的事情，没怀孕的时候，怎么睡觉都可以，现在顶着一个大肚子，怎么睡都不安稳，有时候怕会压着胎宝宝，有时候快睡着了，胎宝宝又开始动了。

看起来普普通通的洋葱，这个时候可就要帮到被失眠折磨的准妈妈了。洋葱有减少失眠的作用。那么，想要治疗失眠，准妈妈们不妨试试，睡前切一些洋葱丝放在床头，闻着气味，说不定可以很快就入睡啦！

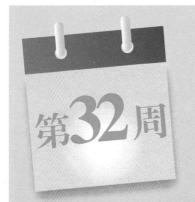

第32周 粉嫩宝宝

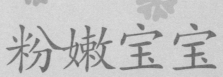

爱的指南针

准妈妈指南：进入怀孕第32周，准妈妈体重增加很多，最后这个时期，准妈妈的体重将每周增加0.5千克左右，因为这时期胎儿的生长发育相当快，他正在为出生做最后的冲刺；孕晚期，胎儿在腹中位置下降，压迫膀胱，准妈妈尿频现象会更加严重；阴道分泌物也增多了，此时更要注意外阴的清洁卫生；这段时间，准妈妈也会感到疲惫，下背、臀部及大腿部位也会出现疼痛症状，这些疼痛和疲惫会让准妈妈休息不好，不想运动，食欲下降。但是为了能顺利分娩，还是要补充营养，适当地做些运动。

准爸爸指南：准爸爸，你准备好了吗？宝宝降临这个家庭的脚步声越来越近了，你是否已经为宝宝的到来做好了充足的心理准备呢？好好开始为宝宝布置他的小房间吧，和准妈妈一起规划一下宝宝降临以后的美好小生活吧。这样做，可以给自己一个心灵缓冲，同时也是给予准妈妈的心灵安慰。这个时候多抚摸准妈妈日渐隆起的肚子，对胎宝宝说说话，轻轻地哼唱儿歌，这样胎教效果会更加明显。

胎宝宝指南：第32周，胎宝宝坐高约29厘米，体重约为2000克。这时候由于脂肪层在皮肤下面沉积，胎宝宝的皮肤变得粉嫩嫩了；胎宝宝已经长出了一头稀疏的头发，出生后会慢慢变得浓密；脚指甲也全部长出来了；胎宝宝的生殖器发育接近成熟，男宝宝的睾丸可能已进入阴囊，女宝宝阴唇隆起紧贴；胎宝宝的四肢和头部的比例已经适中，他的头会来回转动了。

适量食用干酵母片缓解胃难受

　　这个时候，胎宝宝的体重在急速的增长，他身体的各部分慢慢发育完善，个头也越来越大，胎动会慢慢减少，但由于胎宝宝在母体内变大，子宫底上升，压迫到器官，向上顶到胃部，可能会影响准妈妈们的进食。尤其是这个时候，准妈妈们身体的不适感加强，进食就更不理想了。为了对付胃部难受，现为辛苦的准妈妈们支支招。

　　干酵母中含有维生素 B_1、维生素 B_2、维生素 B_6、烟酸以及一些氨基酸，干酵母的作用基本上与复合维生素相似，主要用于补充维生素，缓解消化不良或用于食欲缺乏等症状。

　　干酵母中的维生素 B_1 可以促进消化液的分泌，加强消化，增加准妈妈们的饥饿感，增强准妈妈的食欲。这样，健康的准妈妈会给宝宝提供更多的营养，让胎宝宝更健康。

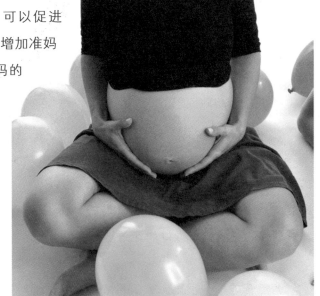

　　干酵母中的维生素 B_2 又称核黄素，它可以防止准妈妈们的皮肤疾病，减少准妈妈们患口角炎、舌炎的机会，更重要的是，这种核黄素还可以促进胎儿的皮肤和视觉器官的发育。

　　由上可知，干酵母可是作用多多，对于胃部不适的准妈妈们来说，一般的胃药都含有副作用，对胎儿的健康成长造成不良影响，但干酵母没有不良反应。干酵母不仅能够缓解准妈妈的不适症状，还可以帮助到肚子里的胎宝宝。

可以消除水肿的食物

　　由于胎儿发育、子宫慢慢扩张，身体的内部器官受到影响，血液循环不畅，会使准妈妈时常发生水肿的现象，在眼睑、脖子、脚、腿、腹壁、外阴等部位会出现不同程度的水肿。妊娠期发生水肿，一般来说是正常状况，一些食物就可以缓解水肿的现状。

　　一些营养不良引起水肿的准妈妈，要摄取足够的营养，尤其是蛋白质，如蛋、奶、豆制品等。另外，蔬菜水果不可少，过咸的食物也不要多吃，饮水要适量。那么，我们就看一下消除水肿的食物有哪些？

　　1. 冬瓜

　　冬瓜富含胡萝卜素、维生素及各类矿物质，有良好的护肾作用，对于妊娠期准妈妈水肿有很好的疗效。

　　2. 西瓜

　　西瓜营养成分很高，有清热解毒、利尿消肿等作用，也适用于治疗准妈妈水肿。

　　3. 鲤鱼

　　鲤鱼汤有很好的消肿作用，是妊娠期准妈妈们的营养汤之一。

4. 苹果

苹果是最常见的水果之一了，常说每天一个苹果能养颜，但苹果含有利尿作用，准妈妈可以放心食用。

5. 红豆

小红豆汤可以减轻妊娠期间的水肿，准妈妈们可以熬粥喝。

6. 土豆

土豆中的钾元素能帮助身体排除多余水分，食用方式多样化。

7. 黄瓜

清热利水、解毒消肿、生津止渴，也是消除水肿的食物之一。

8. 燕麦片

燕麦片可以熟吃，有通便利尿的作用。

准妈妈们要注意了，以上的一些食物有利尿的作用，而且，有些食物是凉性的，多食对身体不一定有好处，尤其是体虚、体寒者，更应该谨慎使用。当然，只要不大量食用，对身体还是有益无害的。

每天吃一根香蕉防便秘

怀孕期间，很容易发生便秘现象，尤其在此时，由于胎宝宝们的生长引起的准妈妈们身体的变化，加之不能大量的进行运动，所以消化等大不如以前，很可能会产生便秘现象。可能一般人便秘是小痛小痒，但对于准妈妈来说，是很辛苦的。准妈妈可以每天吃一根香蕉，来预防便秘。

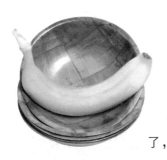

为什么要一天吃一根香蕉

香蕉营养价值极高，热量低，富含蛋白质、糖、钾元素、维生素。香蕉能够润肠、解毒、清热，对于便秘的准妈妈们来说，是防止和减少便秘的好水果。当然，香蕉同样不能多食，一天一根就差不多了，最好是在三餐之间加餐食用。香蕉还有其他的做法，也可以试试。

选购香蕉有诀窍

香蕉属于热带和亚热带水果，在我国的东南沿海等产量丰富，北方的准妈妈选香蕉时，要选择新鲜的食用。那么，下面就教准妈妈一些选购香蕉的方法：

1. 一般来说，三条棱的香蕉是芭蕉，比较便宜，柄很长。五条棱，柄较短的才是香蕉，但芭蕉比香蕉在预防便秘的功效上较好。

2. 在颜色上，看起来绿色的是还没熟好的香蕉，黄色的是熟了的香蕉，黑色的就有些过熟了。

3. 看起来大小一致、排列整齐、果实丰满、果体端正、自然弯曲、色泽光鲜、无斑点、无创伤的香蕉，就是好的香蕉。反之，细小青涩、大小不均、不弯曲的则是次香蕉。

4. 香蕉不宜冷藏，放在冰箱会发黑。如果购买的多了，最好放在通风的地方，悬挂起来是最好的。不宜温度过高，也不宜过低。选购时，如果想买多一点儿，可以按照香蕉成熟度购买。

Part 9

好孕 33~36 周

分娩倒计时

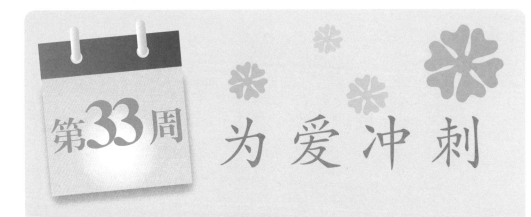

第33周 为爱冲刺

爱的指南针

准妈妈指南：进入怀孕第 33 周，已进入了最后冲刺阶段，本周准妈妈的腹部增加得相当显著，站立时都难以轻易看到自己脚面了；胃和心脏受压迫感更为明显，心慌、气喘或者胃胀、没有食欲等继续持续；这时期不规则宫缩的次数会增多，腹部经常阵发性地变硬变紧，骨盆和耻骨联合处酸疼，外阴变得柔软而肿，这些都是临产前的正常反应，是在为迎接分娩而做准备。准妈妈要放松心情，多散散步，注意营养保健，胜利近在眼前。

准爸爸指南：这段时间，准爸爸千万注意不要让准妈妈过度劳累，临近生产，一定要让准妈妈休息好，同时陪准妈妈一起散散步，增强准妈妈的体质，这样有助于准妈妈的顺利分娩；此外准爸爸还是要注意营养，这是准妈妈和宝宝健康的基础；另外，可将录音机放在距离准妈妈腹壁 2 厘米处播放优美的音乐，每天定时播几次，音量适中，这对胎儿的健康发育是一个良性刺激。

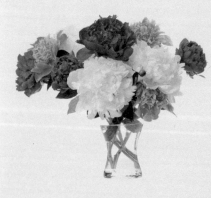

胎宝宝指南：第 33 周，胎宝宝坐高约 30 厘米，体重约 2200 克。这阶段胎宝宝已经为分娩做好了准备，大多数胎宝宝的胎位应该已经是头在下、臀部在上了，胎宝宝的头可能在今后会慢慢下沉至骨盆并开始压迫子宫颈；胎宝宝皮下脂肪沉淀进一步增多，皱纹越来越少，身体变得圆润；头骨还相当软，每块头骨之间未完全闭合，留有一定空隙，

这种可松动结构可以使宝宝的头在经过相对狭窄的产道时有伸缩性；此时宝宝的肺和胃肠功能已基本成熟，已具备呼吸能力，能分泌消化液。

补充 B 族维生素

B 族维生素包括维生素 B_1、维生素 B_2、维生素 B_6、维生素 B_{12}、烟酸、叶酸等。这些 B 族维生素是推动体内新陈代谢，把糖、脂肪、蛋白质等转化成热量时不可缺少的物质。如果缺少 B 族维生素，则细胞功能马上降低，引起代谢障碍，这时人体会出现食欲不振和精神萎靡，而且 B 族维生素还可以预防铅中毒。

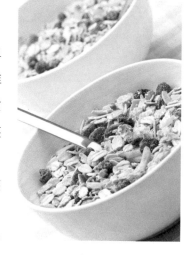

如果准妈妈缺少 B 族维生素对胎儿有什么影响呢？

1. 可造成胎儿精神障碍，出生后易有哭闹、不安、烦躁等症状。

2. 可以引起胃肠蠕动减弱、便秘、消化液分泌减少、食欲不振等症状，并且加快了准妈妈的早孕反应。B 族维生素有减轻早孕反应的作用。

3. 使母体对营养的吸收更差，造成胎儿各方面营养缺乏，从而严重地影响脑的发育，影响胎儿今后的智力。

因此，准妈妈一定要注意 B 族维生素的摄取。

维生素 B_1

怀孕期间，维生素 B_1 可以有效地保障胎儿的正常发育。建议准妈妈每天补 0.9 毫克 ~ 1.3 毫克，每天摄取不可过量，否则会出现中毒现象。但排除有意摄取的情况，除此之外一般不可能会摄取过量。

摄取过量会出现以下症状：

1. 心跳和脉搏会加快。

2. 失眠，夜晚难以入睡。

3. 烦躁，情绪波动大，容易发怒。

4. 呼吸急促。

食物来源：

鸡蛋、黄油、豆类、动物肝脏、坚果、豌豆、芦笋、菜花、圆白菜、海带、坚果、麦片、李子、话梅。

维生素 B$_2$

如果准妈妈在怀孕期间发生抽筋的话，每天补充 10 毫克的维生素 B$_2$ 就会有效地减轻这种症状。值得注意的是富含维生素 B$_2$ 的多数为动物性食物，素食中含量较少，所以素食主义的准妈妈要特别注意。建议准妈妈每天补充维生素 B$_2$0.9 毫克 ~ 1.5 毫克，不能过量。

摄取过量的后果：

1. 尿液的颜色会偏黄。

2. 摄取过多的维生素 B$_2$ 会随着尿液排出，不会引起中毒。

食物来源：

奶酪、蛋黄、鱼、豆类、肉类、奶、家禽、菠菜、酸奶、芦笋、菜花、球芽甘蓝、海带、多叶绿色蔬菜、蘑菇、糖浆、坚果、豆瓣菜。

烟酸

烟酸就是维生素 B$_3$，在人体多项代谢的过程中，烟酸担任辅助酶的作用，其中最重要的则是参与糖代谢，怀孕期间胎宝宝需要的养分很多，对于烟酸要注意补充。建议每天补充 11 毫克 ~ 17 毫克。

摄取过量的结果：

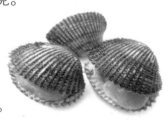

1. 皮肤会发红起红疹。

2. 肠胃不舒服，恶心想吐。

3. 如果大量摄取的话会造成肝脏受损。

食物来源：

牛肉、蛋、鱼、新鲜的蔬菜、动物肝、肾、豆类、蘑菇、坚果、猪肉、蜂王浆、海鱼、全麦面粉、全麦。

维生素 B₆

如果准妈妈在怀孕期间每天都补充 30 毫克，那么就可以有效地减轻指关节的疼痛以及手脚的水肿。维生素 B₆ 建议准妈妈每天补充 1.9 毫克 ~ 2 毫克，同样不能过多的补充。

摄取过量的结果：

1. 虽然维生素 B₆ 没有毒性，但某些报告指出过量的摄取维生素 B₆ 会导致某些神经系统的问题。

2. 过量的摄取会对其产生依赖性。

3. 过量的摄取会导致运动的失调。

食物来源：

胡萝卜、鸡肉、蛋、肉类、豌豆、菠菜、核桃、香蕉、豆类、菜花、糖浆、土豆、豆豉。

叶酸

叶酸就是维生素 B₉，叶酸对胎宝宝的健康发展是非常重要的，特别是在怀孕初期的前三个月。胎宝宝的迅速成长对叶酸的需求增加。所以建议准妈妈每天摄取 500 微克的叶酸来保证胎宝宝的良好发育。

摄取过量的结果：

1. 皮肤过敏。

2. 会降低体内维生素 B₁₂ 的含量。

3. 癫痫者容易出现痉挛的现象。

食物来源：

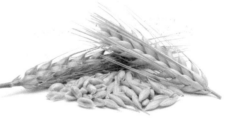

牛肉、羊肉、动物肝脏、乳酪、牛奶、柳橙、大麦、全麦以及豆类。

维生素 B₁₂

准妈妈在怀孕期间，因为体内的细胞和组织的快速增长，所以需要特别多的营养素，而维生素 B₁₂ 可以帮助红血球再生，可以帮助准妈妈造血，所以需要额外的补充。建议每天补充 2.5 克。

维生素 B$_{12}$ 没有毒性，并且很少出现摄取过量的情况。

食物来源：

蛤肉、蛋、鱼、动物肾、肝、青鱼、牛奶及乳制品、海带、大豆和豆制品。

远离可能导致早产的食物

到了怀孕的晚期，准妈妈子宫就会膨胀到一定的程度，这个时候就受不了比较强烈的刺激。准妈妈要远离对子宫产生刺激的食品，以免发生早产的现象。俗话说"病从口入"，准妈妈在怀孕期间都会担心因为自己的"口误"，从而对宝宝的产生不良影响，影响宝宝的健康成长。准妈妈知道吃错东西会带来病痛，但是却不知道吃错东西可能还会造成胎宝宝的早产。 那么那些食物会容易导致胎宝宝早产呢？

黑木耳

黑木耳因为其有滋补的功效很受准妈妈的欢迎，但是它同时也有着活血化瘀的功效，这就不利于胎宝宝的稳固与发展，就有可能会导致胎宝宝的早产。

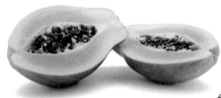

木瓜

木瓜是很受女性欢迎的水果之一，木瓜含有雌激素，它会影响准妈妈体内的激素水平，特别是青木瓜，吃多了很容易引发早产，最好不要吃。

芦荟

到目前为止，还没有发现芦荟会导致准妈妈早产的现象，但有研究表明芦荟会导致动物的早产，所以为了安全起见，准妈妈最好不要吃芦荟。

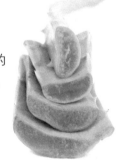

热性香料

如果准妈妈吃热性香料（小茴香、八角茴香、花椒、胡椒、桂皮、五香粉、辣椒粉等）会容易消耗肠道水分，使胃腺体的分泌减少，就会造成肠道干燥、便秘或粪便阻塞，使腹压增加，压迫子宫内的胎宝宝，容易造成胎儿不安、胎膜早破，就会导致胎宝宝早产。

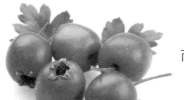

山楂

如果大量食用山楂会引起子宫的收缩，从而导致早产。所以山楂不能多吃。

如果准妈妈还听说了其他可能引发早产的食品，也要尽可能的不去食用，为了胎宝宝的健康成长，一切都是值得的。

双胞胎更应补充营养

怀了双胞胎的准妈妈心情无疑是非常的欣喜，但是欣喜之余又不免有点担心，怕自己摄取的营养无法满足两个胎宝宝的健康成长。那么怀了双胞胎的准妈妈吃什么好呢？要怎样吃才好呢？

双胞胎准妈妈是否要吃得更多

双胞胎准妈妈是不是要吃得更多呢，这是毫无疑问的。毕竟准妈妈体内多了两个胎宝宝，相当于多了两张小嘴。两个小家伙无时无刻不在消耗着准妈妈体内的营养元素。这就需要准

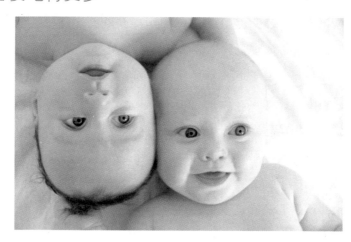

妈妈的及时补充，均衡的营养的元素有助于胎宝宝的健康成长。

双胞胎准妈妈是否需要补充更多的水分

水是生命之源，双胞胎准妈妈对水的需求是很大的，一般情况下，准妈妈每天需要补充 1 升以上的水，因为如果脱水的话就会增加早产的风险。所以准妈妈可以随身携带一个大杯子以方便喝水。

双胞胎准妈妈需要补充哪些营养元素

怀了双胞胎的准妈妈在日常饮食中要特别注意营养元素的摄取，但是仅从日常的饮食中补充往往并不能满足两个胎宝宝的需求。所以准妈妈就需要服用一些营养补充剂。如维生素补充剂、镁锌元素等。镁能使肌肉放松，减小早产的危险，锌能抵抗感染。此外铁也是一种重要的营养元素，双胞胎准妈妈很容易出现贫血的症状，如果摄入足够量的铁就会有效地预防贫血。在怀孕期间，建议准妈妈每天摄取 35 毫克～ 55 毫克的铁。

感光食物要少吃

有些食物含有感光因子，如果人食用了含有感光因子的食物，再加上阳光或者其他强烈光线的照射就会使黑色素细胞变得活跃，这样的话皮肤就会变黑，甚至会起黑斑，这样的食物统称为感光食物。

生活中有哪些食物是感光食物呢？芒果、柠檬、白萝卜、木瓜、芹菜、莴苣、土豆、香菜、苋菜、油菜、茄子、紫菜、田螺、菠菜、无花果、韭菜、红豆这些都是感光食物。

准妈妈在怀孕期间要尽量少吃感光食物，否则在晒太阳的时候就会引起黑斑，这样不仅会让准妈妈皮肤变黑，还有可能会影响胎宝宝的健康成长。但是也并不是要放弃这些食物，因为毕竟这些食物中也含有准妈妈所需要的营养元素，只要在出门时少吃，不要过量食用就可以了。

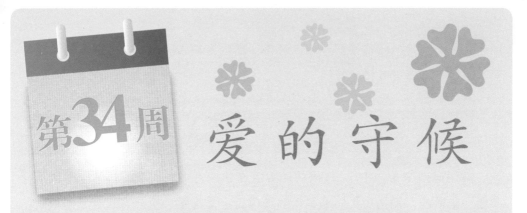

第34周　爱的守候

爱的指南针

准妈妈指南：进入怀孕第 34 周，宝宝已经脱离了早产的危险，准妈妈终于可以放下心来了。由于胎儿下降，腹部、膀胱有明显的压迫感，但是呼吸顺畅了很多；准妈妈的子宫容量是怀孕前 500 ~ 1000 倍，身子硕大、动作缓慢，腿部的负担加重，常常出现痉挛和疼痛，有时还会感到腹部抽痛，一阵阵紧缩；随着腹部的不断增大，消化功能继续减退，便秘还会加重，所以准妈妈一定要注意饮食的调整，多吃水果、蔬菜、多饮水，这样有助于缓解此症状。

准爸爸指南：到了孕34周时，建议准爸爸带准妈妈做一次详细的超声检查，以评估胎儿当时的体重及发育状况，并预估胎儿至足月分娩时的重量；此外，

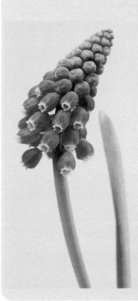

日本妇产科专家伊藤认为：要想分娩无痛，准妈妈每日最好步行 20 分钟。所以准爸爸还是要监督准妈妈一起散散步，这是孕晚期最好的运动；另外，如果此时准妈妈的阴道突然有大量液体流出，这有可能是胎膜早破，有可能导致脐带脱垂，这时，准爸爸一定要保持冷静，让准妈妈平卧，并马上打电话通知医院，做好待产准备。

胎宝宝指南：第 34 周，此时的胎宝宝坐高约 32 厘米，体重约 2300 克。他的大部分骨头都在变硬，头骨还是相当软，出生时宝宝的头部受到强烈的挤压，看起来会呈圆锥形，但是不用担心，他的头很快会变圆的；胎宝宝的脂肪层继续沉淀、变厚，这是在为他出生后保

持体温做准备；此时，胎宝宝也为分娩开始做准备，大多数胎宝宝会转正头部以朝下利于分娩的姿势准妈妈进入盆骨；胎宝宝在本阶段脑部飞速发育，经常会睡觉，要注意营养和胎教。

控制进食量缓解胃部不适

准妈妈很辛苦，由于 34 周的胎宝宝在快速地生长，准妈妈的肚子也不得不绷得紧紧的，慢慢变大。准妈妈的腿部负担非常重，腹部有时会感到很痛，随着肚子膨大，对胃部的挤压加强，消化功能慢慢减弱，胃部感觉很不舒服，为了减轻胃部不适，准妈妈要注意饮食，控制进食量。

对准妈妈们来说，这是一段比较艰难的时期，如何健康饮食，要做到以下几点。

制订饮食计划

在准爸爸的帮助下，制订一份饮食计划。这份计划最好以一周为标准，分早餐、加餐、午餐、加餐、晚餐、适量宵夜。这样下来，准妈妈每天能吃六次餐。三次正餐，三次小小的加餐。具体内容由准妈妈和准爸爸定，要是准妈妈某顿饭突然不想吃已经定好的饭菜种类了，准爸爸这时候显出十足的耐心，给准妈妈换个花样，准妈妈会感觉到丈夫的关心体贴，心情会大好。大家都知道，心情好，肠胃的消化功能也好，尤其是准妈妈期待下一次可口的饭菜，会让怀孕的心情变得很快乐。

饮食要均衡，营养全面

对于处于这一时期坐卧难安的妈妈们来说，做到饮食均衡会有好处。根据之前的食物均衡表，可以对照而行。怀孕期是准妈妈们难得的享受美食的时刻，就算怀孕很艰难，准妈妈也要在怀孕中找到怀孕的乐趣，除了孕育一个小宝宝，还有那些色香味俱全的饭菜。蔬菜、水果、海鲜、粗粮、奶制品、豆制品，这些丰富的食物，均衡的营养有利于吸收，尤其是一些粗粮，会给准妈妈的肠胃减少一分负担，给准妈妈的身体增加一分健康。

每顿饭六分饱就好

根据前边的两点，做到了一日多餐和花样丰富，在准妈妈的心理上，就不会有饮食欠缺的感觉。每天吃多次，准妈妈总觉得自己在吃，所以在吃饭前，就会觉得自己刚吃完，不会吃很多，再加上花样多多，准妈妈肚子没有饥饿感，每样尝一下，觉得很满足。

加餐的花样饮食

我们刚才说过，制订一份饮食计划，会让准妈妈吃得更健康，除过了正餐，还有三次小小的加餐，这些小小的加餐可以花样百出，让准妈妈看着食物，心情也能好起来。

花样饮食原则

我们不能为了追求花样而忘了出发点。那么，遵循健康、快乐的原则，准妈妈花样饮食需做到：

1. 忌生冷、辛辣

加餐比较简单，可能准妈妈会想到一些简单的凉拌菜什么的。准妈妈们这时肠胃不好，一些凉拌的或者是性冷的食物虽然可口，但会加重胃部的消化困难。尤其是夏天，准妈妈们顶着一个大肚子，燥热的天气会让准妈妈有想洗冷水澡的想法，吃的就别说了，越凉越好。那么，在花样饮食的加餐中，不适合吃的生冷食物就要杜绝。有些准妈妈的饮食习惯就是以辣味为主，不吃辣觉得食物没味道，准爸爸要拿出耐心，哄哄你的妻子，少吃辣性食物。

2. 忌油腻、多糖

这些在前边已经为准妈妈提醒过了，但是，加餐时，需要更加的注意。正餐已经吃过一会儿了，食物在胃部慢慢地消化，在进入消化道后，就会产生饥饿感。所以我们的加餐，除了营养，也是为了弥补这种饥饿感。这时候，加餐不会吃下很多，吃什么才更重要。一些油腻的食物虽然吃不多，可是会加重胃部负担，糖分过多会产生胃酸等症状，准妈妈这时候不注意，就会雪上加霜了。一些糖分多的水果也不能多吃。

花样饮食怎么做

花样饮食除了上面的两点要注意之外，下面还要告诉准妈妈几点要做到的地方。

1. 多喝营养汤

因为此时准妈妈肠胃不好，以前的一些加餐像饼干、蛋糕、干果可能都会加重胃部负担。这时候喝营养汤，消化会更好，还有饱腹感。当然，最好是简单的营养汤，像茭白番茄汤、菠菜蛋汤、紫菜汤、做起来容易，还清淡可口，又可以部分代替准妈妈不想再喝的白开水和不能多喝的饮料。夏天的时候，体液消耗多，清淡的营养汤既补水分，又提供营养。

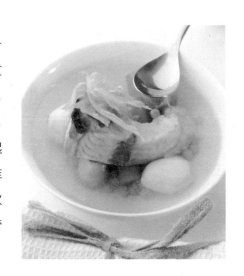

2. 水果换个花样吃

准妈妈可以做个水果拼盘。红色的西瓜、绿色的猕猴桃、黄色的橙子、白色的梨、香喷喷的香蕉、可口的菠萝。对于怀孕期在家里养胎的准妈妈，学着把各样的水果拼成自己喜欢的样子，给自己的家人，或者自己吃，可以慢慢享受水果的美味。不过，准妈妈也不能贪心，一下子吃太多。

3. 自制的粗粮食物

一些粗粮饼营养全面，有利于消化和吸收，做的过程中，也能活动，而减轻水肿等症状。像莜麦面可以和蔬菜一起，加点儿植物油，在锅里烙饼，香脆可口。也可以把南瓜煮熟，捣烂，加入香油、蔬菜叶、适量盐烙成饼慢慢吃。麦麸也可以做成饼，在麦麸中加些淀粉、少量小麦面，把花生绞碎用牛奶拌了，用手压成小饼烙熟。

对于准妈妈来说，这种方法吃粗粮可口又简单易成，准妈妈还可以加入自制的果汁，各类蔬菜。

当然，加餐不要吃太多，尤其是粗粮吃多了会加重胃部负担，所以最好要少吃。

防便秘明星食物

这个时候，宝宝增长很快，肠胃部受到挤压，消化不良，易产生便秘。为了防止便秘，除了控制进食量，一日少食多餐外，还应该吃一些防便秘的食物。下面看看，哪些食物是防便秘的明星食物。

1. 无花果

无花果含有多种人体必需氨基酸、有机酸、果胶、镁、铜、锌、钙、维生素等营养成分。能够促进消化，润肠通便，还有降血脂、降血压等功效。对准妈妈来说不仅补钙，还是预防便秘的好食品。当然，一些其他坚果也有防便秘的功效，但要适量进食。

2. 玉米

玉米油富含维生素 E、维生素 A、卵磷脂、棕榈酸、硬脂酸等，玉米中的纤维素含量很高，大量的纤维素能刺激胃肠蠕动，减少便秘。而且玉米吃法多样。

3. 苹果

苹果中富含果胶，还可以将肠道内积聚的毒素和废物排出体外。苹果中的粗纤维能松软粪便，利于排泄；有机酸能刺激肠壁，增加蠕动作用，活化肠道中的正常菌群，调整胃肠功能，预防便秘。

4. 蜂蜜

蜂蜜的通便功效可是人人皆知的。常说蜂蜜排毒养颜，蜂蜜中含有丰富的维生素、矿物质等。蜂蜜有助人体消化、吸收并加强新陈代谢，对结肠炎、习惯性便秘有良好功效，且无任何副作用。

5. 芦笋

芦笋低糖、低脂、高纤维，且含有丰富的水分和膳食纤维。芦笋可促进胃肠蠕动，排除毒素，帮助消化，增进食欲，尤其是芦笋中叶酸含量很高，有助于胎儿神经管发育。而 34 周正是宝宝脑神经发育的黄金时期，是准妈妈们这时候的理想食物。

6. 酸奶

乳酸菌的好处是调整肠道菌群，使肠道功能维持平衡。酸奶中富含的益生菌不仅能促进肠道健康，还能刺激肠道蠕动，增加粪便湿润度，缩短排泄物在结肠内的停留时间，从而防止便秘。

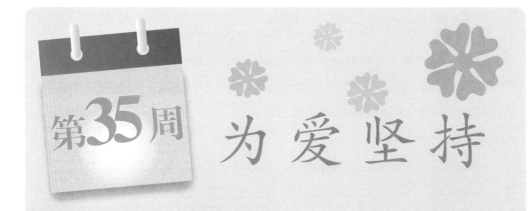

第35周 为爱坚持

爱的指南针

准妈妈指南：进入怀孕第35周，胎儿增大，逐步下降，你会出现腰酸背痛、腿抽筋的症状，时不时还会有一种牵拉式疼痛，行动变得更为艰难；你的子宫壁和腹壁已经变得很薄，当胎宝宝在腹中活动的时候，你甚至可以看到胎宝宝的手脚和肘部；无效宫缩会出现的频率越来越高了；分娩临近，准妈妈可以和丈夫、妈妈，或者自己的朋友多聊聊天，缓解一下自己心理的这种紧张感。

准爸爸指南：临近分娩，这阶段准爸爸要帮助准妈妈一起做一些分娩准备运动，如肌肉松弛法，每天练习一会儿，会收到很好的效果；准妈妈可能会情绪低落，那么，一定要想办法使她尽快振奋起来，因为宝宝随时可能出生，你肯定不希望把抑郁情绪带到孩子的记忆中吧；再者准爸爸心理上要做好陪产准备，陪产会给准妈妈增加无限的信心，这样就不是她一个人独自承担这份痛苦了。

胎宝宝指南：第35周，胎宝宝坐高约35厘米，身长约50厘米，约重2500克。这时期胎宝宝已经完成了大部分的身体发育，在接下来的几周内，他的体重还将继续增加；胎宝宝看起来已经很丰满了；他的两个肾已经完全发育，肝也能够进行代谢了；胎宝宝指甲长长了，有的可能会超过指尖；他的活动量小了，现在只能在羊水里漂浮着了，不太可能再施展他的拳脚了。就算胎宝宝现在出生，你也不用担心，在这个阶段出生的宝宝99%都能够在子宫外成活。

让准妈妈心情好的食物

准妈妈因为孕期不方便进行户外活动，户外活动的减少加上阳光照射不足，使得准妈妈自身不能产生充分的快乐激素，所以大部分的准妈妈在孕期心情或多或少有些不明朗，但是有一些食物能够给准妈妈带来快乐的心情哦！

"快乐水果"香蕉

香蕉有"快乐水果"的美誉，香蕉这种热带水果几乎含有所有的维生素和矿物质，因此从香蕉中可以很容易地摄取多重营养元素，香蕉内的营养元素在人体内能帮助大脑制造血清素，这种物质

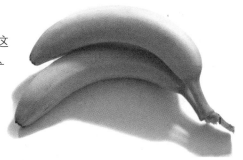

能刺激神经系统，给人带来欢乐、平静及睡觉的信号。因此，准妈妈常食香蕉不仅有益于大脑休息，预防神经疲劳，还能唤起快乐激素，让自己愉快哦！

"地下人参"土豆

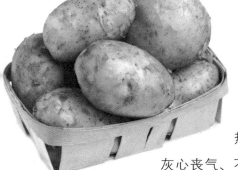

土豆因其营养丰富而有"地下人参"的美誉，有营养学家甚至提出"每餐只吃全脂牛奶和土豆，可以得到人体所需要的一切物质元素"，所以土豆的营养价值不是一般。土豆含有维生素 C，而且发热量高。在孕期的准妈妈最容易受到抑郁、灰心丧气、不安等负面情绪的困扰，土豆可以帮你解决难题。

快乐粮食——谷物

早在中世纪，欧洲人就把金黄、饱满的谷物称做"快乐粮食"。因为谷物类的食品能够将太阳的能量很好地储存起来，并且在被人体吸收后重新释放，给人快乐的能量；另外它也能明显提高人体红细胞和血红蛋白的含量，有利于心血管系统的保健，有利于儿童骨骼和大脑的发育，并可促进产妇、病后体虚者的康复。

快乐干果

葡萄干含有多种矿物质和维生素、氨基酸，常食对神经衰弱和过度疲劳者有较好的补益作用，准妈妈在孕期也是比较容易疲劳的一族哦，所以它还是准妈妈的食疗佳品。

核桃堪称抗氧化之王，核桃的营养价值非常高，补脑、健脑是核桃的首要功效，核桃仁中含有锌、锰、铬等人体不可缺少的微量元素，人体在衰老过程中锌、锰含量日渐降低，铬有促进葡萄糖利用、胆固醇代谢和保护心血管的功能。所以准妈妈每天吃几粒核桃对胎儿的健康成长和愉悦自身心情有很好的作用哦！

花生，有益于人体延缓衰老，故有"长生果"之称。花生的蛋白质含量高达30%左右，其营养价值可与鸡蛋、牛奶、瘦肉等媲美，而且易被人体吸收。据了解，蛋白质对于调节人的心情有很重要的影响。另外，花生皮还有补血的作用。

瓜子营养丰富，适当嗑点瓜子，能刺激舌头上的味觉神经，促进唾液、胃液的分泌，有利消化，有益健康，还能促进面部肌肉的运动，使准妈妈心情愉悦。因此，准妈妈可以在饭前或饭后磕瓜子，消化液就随之不断地分泌，这样对于消化与吸收十分有利，也能不断地刺激神经，使人处于愉悦的状态。

松子因其含有丰富的维生素 A、维生素 E，以及人体必需的脂肪酸、油酸、亚油酸和亚麻酸，它具有防癌抗癌、益寿养颜、祛病强身、愉悦心情的功效。

榛子营养丰富，果仁中含有蛋白质、脂肪、糖类外，还有胡萝卜素、维生素 B_1、维生素 B_2、维生素 E。除此之外，榛子含有不饱和脂肪酸，并富含磷、铁、钾等矿物质。榛子中人体所需的 8 种氨基酸样样俱全，经常吃可以明目健脑、神清气爽，所以准妈妈们可以常吃哦！

有些水并不适合准妈妈喝

女性在怀孕期间，为了自己和胎宝宝的健康和发育，对饮食的卫生和营养都很在意。其实，水的质量对准妈妈和胎宝宝也很重要。专家提醒准妈妈，为了母子身体健康，一定要保证饮水质量，下面由我来为您介绍六种不适宜准妈妈喝的水。

生水不能碰

生水中含有大量有害的细菌和寄生虫，准妈妈一旦喝了生水，就非常容易引起病毒性肝炎、伤寒、急性胃肠炎、痢疾及寄生虫感染等。

虽说城市自来水是经过了自来水厂消毒杀菌处理，但无法避免输水管道污染。所以水管比较长以及高层住宅楼的顶水箱，都受着"二次污染"的威胁。准妈妈喝了这些生水，对准妈妈自身和胎宝宝都是比较危险的。

老化水危害大

老化水就是民间俗称的"死水"，也就是长时间在一个地方储存没有新鲜水进入的水。老化水随着储存时间的增长，在微生物的作用下，亚硝酸盐等有害物质的含量也会慢慢的增加。准妈妈如果常喝这种老化水，会明显减慢其自身和胎宝宝细胞的新陈代谢，并影响胎宝宝的发育。

除此之外，长期饮用这种水还有可能诱发食管癌和胃癌。一般来说，在热水瓶中贮存超过 24 小时的开水就属于老化水了，准妈妈最好不要喝了。

千滚水易中毒

千滚水就是在容器中长时间沸腾，或者经过反复加热煮沸的水。久沸的开水和反复煮沸的开水中，水中的亚硝酸盐等有害物质增加，会导致中毒等。

经过科学研究调查表明，水煮得太久，会大大增加水中的钙、镁等重金属成分和亚硝酸盐的含量。准妈妈常喝这种千滚水，会影响准妈妈的胃肠功能，出现腹泻、腹胀等。影响到营养成分的吸收消化，这对发育中的胎宝宝是非常不利的。另外，有毒的亚硝酸盐，还会造成机体缺氧，引起神经、泌尿和造血系统病变，对准妈妈本身也有一定的健康风险。

没有烧开的水易腹泻

开水随着海拔的变化，即气压的不同，沸点也不同，一般开水指的是达到 100℃的水，这样水里的细菌都被杀掉了。没有烧开的水里，细菌还没有完全杀掉，随意喝完会出现腹胀腹痛的现象。

久搁的茶水要舍弃

有些准妈妈可能喝不下白开水，宁愿用茶水代替，但长时间搁置的茶水，营养降低，味道苦涩，而且有很多有害物质。

另外，因为茶水中含有大量的鞣酸、茶碱，芳香油和多种维生素等。如果将茶叶浸泡在保温杯中，多种维生素被大量破坏而营养降低，茶水苦涩，有害物质增多，饮用后会引起消化系统及神经系统的紊乱，准妈妈要特别注意不要用保温杯来沏茶水哦！

隔夜水细菌多

隔夜水在水瓶内放置了很久，细菌已经进入，而且水中的有害物质亚硝酸盐也增加了，喝隔夜水对准妈妈非常不利。

蒸馏水微量元素少

蒸馏水是普通水通过蒸馏而成，一些低沸点的有机物被蒸馏，但是一些有毒的有机物仍有可能留在水中，因此有用的微量元素也含得不多，因此准妈妈不宜饮用此水。

超纯水难吸收

超纯水虽然没有细菌，没有病毒，看起来干净卫生，但其缺点是水分子凝聚成线团状，不易被人体细胞吸收。大量饮用时，还会带走人体内有用的微量元素，从而降低人体的免疫力，容易产生疾病，对胎儿不利，所以准妈妈不宜喝这类水。

汽水过量易贫血

汽水中的磷酸盐进入肠道后会与食物中的铁发生反应，产生对人体无用的物质。准妈妈饮大量的汽水会消耗铁质，可能导致贫血。

傍晚以后少饮水

水维持着人体功能的正常运作，孕期女性由于肾血流量和肾小球滤过率增加，排尿次数增多，如不及时补充水分，易造成缺水。但是傍晚以后准妈妈由于体内水分增多，不宜摄入大量的水分，以防发生水肿。

另外准妈妈易出现尿频和夜尿增多的现象，为了减少夜间起床上洗手间的次数，准妈妈最好在白天多喝水，晚上相应减少水的摄入量。

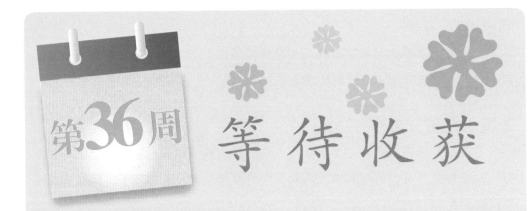

第36周 等待收获

● 爱的指南针

准妈妈指南：进入怀孕第36周，准妈妈可以小兴奋一下啦！因为坚持到本周末胎宝宝就是足月儿了。随着胎儿增大，胎动次数变少，但你每天仍能感到10次以上的胎动；如果胎宝宝已经下沉到骨盆，那么烧心的情况会有所好转，呼吸会变得更容易，但是压力的变化会让你腹股沟和腿部非常疼，你可能比以前更频繁地去卫生间；体重增加，下腹坠胀，准妈妈的行动越来越不方便，时时还会觉得宝宝突然就要出来。这时候，准妈妈要多看关于分娩的知识，调整好自己的心情，安心等待宝宝的降临吧。

准爸爸指南：准爸爸，现在全身心地关注自己的老婆大人吧，临产期一天天临近，想必你和她一样紧张吧？一样期待这个小生命的降临吧？不过还是一定要多鼓励妻子，因为她需要承担的毕竟比你多，帮她克服产前恐惧心理；现在，准爸爸可以为你的小可爱准备物品了，等着享受做爸爸的乐趣吧；还有，记得这时候一定要避免性生活。

胎宝宝指南：第36周，胎宝宝坐高约36厘米，身长约51厘米，体重约2800克。宝宝的肺已经完全成熟，但是还不能依靠自身力量进行呼吸；胎宝宝身上的绒毛和胎脂这时候开始脱落，皮肤变得粉嫩，细腻而柔软，小家伙变得越来越漂亮了；他的四肢会自由地活动，他会把自己的小手放进嘴里，不停地吸吮，证明他已经有了很好的吸吮能力；胎宝宝的骨骼变得很坚硬了，头骨依然保持着很好的变形能力，确保自己能够顺利地通过妈妈的产道。

避免进食引起胃灼烧的食物

到了孕晚期，准妈妈常觉心口难受，感到体内湿热不适。准妈妈常感到胃部灼热。为了有效的缓解这种不适，准妈妈们在日常的饮食中就要多多注意了哦！

以下食物需警惕

1. 饭后进食橙子、柚子和西红柿等很容易引起胃灼热，含咖啡因的饮料是很容易引起胃灼热的元凶，所以准妈妈在食用这类食物时要注意。

2. 辛辣的食物和过咸的食物很容易引起胃灼烧，所以准妈妈们要避免摄入此类的饮食。

3. 油腻高脂的食物、煎炸的油腻食物很容易引起胃灼热，这是因为这些食物消化所需要的时间相对比较长，所以很容易令食物和胃酸反流到食管中。

4. 由于巧克力比较甜，很容易令人有饱足感，同时也需要一定的时间让胃部进行调整和适应，因此也很容易引起胃酸的反流。

预防胃灼烧的饮食要点

有效预防胃灼烧，准妈妈们要从日常饮食习惯开始注意，牢记以下方法哦！

1. 维持少量多餐的饮食习惯，睡前不要进食。

2. 少吃酸味强及强烈香料的食物，以免刺激肠胃。

3. 睡觉时可以在床上放一个软垫，把自己垫起来，以防止发生反流。

4. 准妈妈体重若过重，应减少自身体重的增长，并避免食用含高浓度糖分的食物或饮料，包括：糖浆、高淀粉类食物（例如面包）。

5.油炸或油腻食物会引起消化不良；酸性食物或醋会使胃灼热加剧，准妈妈皆应尽量避免食用。

6.多吃富含胡萝卜素的蔬菜，及富含维生素C的水果，如：胡萝卜、甘蓝、红椒、青椒、猕猴桃；此外，富含锌的食物亦可多食，如全谷类和水产品如牡蛎。

处理灼烧两步不能少

孕期常有胃部胀气和饱满感，有的准妈妈还经常出现胃烧痛和返酸水。包括胃烧灼痛在内的不适，是因为孕期胃部的肌肉蠕动变得迟缓，胃液不能充分利用，加上有时胃部逆行蠕动，使胃内酸性溶物从胃里返流到食道引起的。

食物补救要及时

在食物之中，木瓜最能缓解胃胀痛，木瓜清热而不寒，常吃木瓜，对治疗胃灼热很有帮助。可以选尚未熟透的小木瓜榨汁，每天在饭后饮一小杯，十多次后便可见效。也可以直接吃木瓜肉，每天吃小半个，七八天后就会感觉到胃灼热明显减轻。

饮食习惯不能乱

准妈妈要按时进食，吃好每一顿正餐，不要让胃空着，一天可进食4～5次。另外，准妈妈要尽量避免刺激性食物，不吃很酸的食物、味道浓烈的食物和碳酸饮料。它们会刺激胃液分泌，加重胃灼痛。如果胃部烧灼痛的同时，伴有恶心和发烧，并且进食后疼痛加重，需及时就医。

栗子虽好，不能贪多

板栗，有"干果之王"的美称，在国外被誉为"人参果"，板栗既养人、又好吃，对人体可谓是好处多多。然而由于栗子难消化，因此尽量不要生吃。尤其对于准妈妈来说尽量不要生吃栗子，否则有可能致病。

　　板栗的吃法很多，煮食软糯，炒食香甜，还可生吃，如果把它风干了吃，格外甜脆。用它炖肉、炖鸡，如栗子红焖肉、栗子八宝鸡等均堪称美味佳肴，格外勾人食欲。因为板栗含糖高，患糖尿病的准妈妈不可以多吃板栗。板栗还容易引起腹胀，准妈妈每一次不可进食过多。著名的医药学家李时珍强调说："若顿食至饱，反致损伤脾胃。" 所以准妈妈可以适当吃板栗，但不宜多吃。

多吃猕猴桃，妈妈心情好

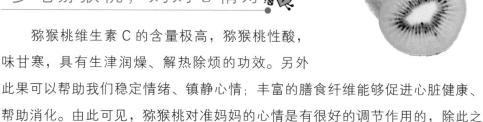

　　猕猴桃维生素 C 的含量极高，猕猴桃性酸，味甘寒，具有生津润燥、解热除烦的功效。另外此果可以帮助我们稳定情绪、镇静心情；丰富的膳食纤维能够促进心脏健康、帮助消化。由此可见，猕猴桃对准妈妈的心情是有很好的调节作用的，除此之外，对于准妈妈和胎宝宝而言，猕猴桃还有很多好处。

　　1. 猕猴桃含有丰富的叶酸，有助于防止胎儿各类生育缺陷和先天性心脏病的发生，还有胡萝卜素可以提高人体免疫力，有助于胎儿眼睛的发育。

　　2. 它含有大量维生素 C，可以干扰黑色素的形成，预防色素沉淀，帮助准妈妈预防孕斑的形成。

　　3. 由于猕猴桃里含有丰富的钾，对神经系统很有好处。而维生素 E 成分，能够提高免疫力。

　　4. 猕猴桃含有丰富的膳食纤维，是保持大便正常必不可少的物质，保证结肠内没有有害细菌，可以帮助准妈妈预防便秘。

　　5. 猕猴桃还提供抗氧化剂和抗菌活性成分，可以消灭潜伏在你体内的病原微生物，从而提高准妈妈的抗病能力。

　　6. 猕猴桃富含消化酶，可促进消化，减少腹胀。而且这些酶分解成较小的分子，有助于更有效地吸收营养物质。

　　在食用猕猴桃的时候，准妈妈一定要记住：吃了猕猴桃别马上喝牛奶。猕猴桃富含的维生素 C 易与奶制品中的蛋白质凝结成块，如果与牛奶同食，不但影响消化吸收，还会使人出现腹胀、腹痛、腹泻。

Part **10**

好孕**37~40**周
迎接天使

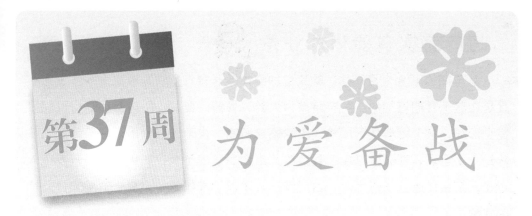

第37周　为爱备战

爱的指南针

准妈妈指南：进入怀孕的第37周，预产期的日子越来越近，想必你也会开始一天天地数日子了。本周你感到腹部阵阵发紧并伴有坠痛感，不规则宫缩频率增加，这是临产前的正常反应，不要太过于担心；另外，阴道分泌物增多。有的准妈妈子宫口会提前张开。这时期最好多做呼吸练习保持心态放松，密切关注自己的身体状况，养足精力，随时等待分娩。

准爸爸指南：这时候准爸爸要进行全方位的准备了。妻子随时都有可能分娩。你现在需要在脑子里仔细地再熟悉一遍从你家到医院最便捷的路线，以免妻子临产而手忙脚乱；此时妻子的行动已经很不方便，这就需要你把妻子住院需要用到的生活用品等一切东西都准备妥当，以防在医院妻子需要用的时候再手忙脚乱地准备。

胎宝宝指南：第37周，胎宝宝现在身长约52厘米，体重约有3000克。这周胎宝宝已经是足月儿了，他的内脏器官已成熟了，他的体温比准妈妈的体温稍高；这阶段胎儿的姿势应该是头向下的，这是顺产的最理想姿势。

临产前饮食要格外注意

从孕期的第 8 个月开始，胎宝宝的身体就长得特别快，胎宝宝的体重主要就是在这个时期增加的。主要特点为大脑、骨骼、血管、肌肉都在这个时间段完全形成，各个脏器发育成熟，皮肤逐渐坚韧，皮下脂肪增多。如果准妈妈营养摄入不合理，那么就可能会导致胎儿出生后营养不良；如果准妈妈营养摄入过多，又会使胎儿长得太大，造成难产。所以，准妈妈一定要合理地安排此期的饮食。

顺产饮食原则

为了能够顺利地分娩，准妈妈的饮食就要注意了，下面是一些在这个时期饮食所需要注意的原则。

1. 少食多餐。准妈妈要增加进餐的次数，每次少吃一些，而且应吃一些容易消化的食物。

2. 准妈妈应该吃一些制作精细、易于消化、营养丰富、有补益作用的菜肴，为你的临产积聚能量。

3. 合理营养，控制体重。准妈妈都很重视饮食营养，如果暴饮暴食，不注意控制体重，营养补充过多、脂肪摄入过多就会造成腹中胎儿长得过大，分娩时就不容易顺利通过产道。

4. 为了控制新生儿的体重，在妊娠期间，准妈妈应适当参加活动，不要整天坐着、躺着。多吃新鲜蔬菜和含蛋白质丰富的食物。

5. 补锌有助于顺产。准妈妈可以经常吃些动物肝脏、肉、蛋、鱼以及粗粮、干豆，这些都是含锌比较丰富的食物。另外，像核桃、瓜子、花生都是含锌较多的小零食，每天最好都吃些，这样能起到较好的补锌作用。还有一种水果是补充锌非常好的来源，那就是苹果，它不仅富含锌等微量元素，还富含脂质、碳水化合物、多种维生素等营养成分，尤其是细纤维含量高，有助于胎儿大脑皮层边缘部海马区的发育，同时也有助于胎儿后天的记忆力。这么好的水果，准妈妈一定不要错过哦。当然，也不用进食太多，准妈妈每天吃 1 ～ 2 个苹果就可以满足锌的需要量。

营养提示

准妈妈的营养一直都是不能被忽视的，在临产前当然也要注意，下面是给准妈妈们的一些营养提示。

1. 根据中国营养学会推荐的标准：普通女性的热量摄入每日为 2100 千卡~2300 千卡，孕期热量摄入每日为 2400 千卡~2600 千卡，产妇的热量摄入每日 2900 千卡。准妈妈营养需求并不是我们想象那么的多，所以没必要大吃大喝。

2. 怀孕后期，铁质若是摄取不足，胎儿出生后容易得缺铁性贫血。准妈妈肠胃受到压迫，可能会有便秘或腹泻的症状。所以应该多吃些含铁质的蔬菜（如菠菜、紫菜、芹菜、海带、黑木耳等）和新鲜的水果，这样可以补充各种丰富的微量元素和对身体有益的物质。

3. 怀孕后期，缺钙时，准妈妈可能出现腿抽筋或骨质疏松症。如果碳水化合物摄取不足，可能导致蛋白质缺乏或酮症酸中毒。

4. 可以吃一些淡水鱼，有促进乳汁分泌的作用，可以为宝宝准备营养充足的初乳。

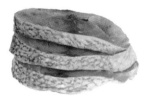

5. 饮食宜清淡些，少吃过咸的食物，应控制每天饮食中的盐量，不宜大量饮水。

饮食禁忌

准妈妈有需要多加补充的营养饮食，当然同时也有许多需要注意的饮食禁忌。

1. 既不可过于饥渴，也不能暴饮暴食。

2. 要尽量少吃或不吃过于精致的米、面，因为，小麦磨去了麦芽和麦麸，成为精面粉时，锌已大量损失，只剩下 1/5 了。

3. 最好不吃不容易消化的食物或肥肉类油性大的食物。

4. 尽量避免油炸类、高热量、高糖分的食物。

5. 禁忌准妈妈一顿猛吃 10 个、8 个鸡蛋，这样会加重胃肠道的负担，还可以引起"停食"、消化不良、腹胀、呕吐，甚至更为严重的后果。准妈妈每顿吃 1 ~ 2 个鸡蛋足够，可再配些其他营养品。

6. 忌饮浓茶或咖啡：浓茶会导致新生儿体重不足，严重者还会导致早产或死胎；咖啡因对胎儿生长发育极为有害。

7. 尽量少吃辣椒：多食辣椒会导致供血不足，使子宫、胎儿、血管局部受挤压，容易引起高血压、早产等。

增加蛋白质可改善乳质

高乳质的重要性

母乳是婴儿最理想的天然食品，母乳含有婴幼儿生长发育必需的各种营养成分，以及丰富的抗感染物质，纯母乳喂养的婴儿发生腹泻、呼吸道及皮肤感染的几率很少，母乳中还含有婴儿大脑发育所必须的各种氨基酸，总之母乳对婴幼儿存活、生长、发育、健康和营养都极为重要。正因为如此，高质量的乳汁就更重要了。

蛋白质的功效

蛋白质是不可缺少的营养物质，对于准妈妈来说就更不能缺少了。

1. 蛋白质是生命的基本物质，约占人体干重的 40% 左右。胎儿发育，准妈妈子宫和乳腺增生等都需要大量蛋白质。

2. 适当增加蛋白质类食物的摄入量可以改善准妈妈乳汁的质量，使乳汁中的蛋白质含量不会过少。但是准妈妈也不能过多的食用蛋白质类食物，适量就好，并且要营养均衡，不能只多吃了蛋白质类食物，而忽视了其他营养成分摄入。

如何补充蛋白质

知道了蛋白质的重要性及功效，接下来要做的就是要补充蛋白质了。

1. 多用粗粮，少用精制米面。玉米、小米、土豆等所含维生素和蛋白质比大米、白面高，还含有微量元素。

2. 多吃鱼、肉、蛋、奶，可以供给大量所需的蛋白质。特别是牛奶及鸡蛋中含有大量的钙和磷脂质，可供胎儿骨骼生长及神经系统发育。

3. 多吃豆类、花生和芝麻酱等，因其中含有较丰富的蛋白质、脂肪、B族维生素和维生素 C、铁、钙、维生素 E。

4. 增加动物性食物的摄入。动物性食品所提供的优质蛋白质是胎儿生长和准妈妈组织增长的物质基础。

5. 一般来说，孕晚期每日主粮摄入应在 400 克 ~ 500 克，这对保证热量供给、节省蛋白质有着重要意义。

产前不宜过多服用鱼肝油和钙片

适量鱼肝油和钙的功效

适量的鱼肝油和钙元素对准妈妈的胎宝宝是很有用的，下面就详细介绍它们的功效。

鱼肝油的主要成分是维生素 A 和维生素 D。维生素 A 能够促进上皮的分化，维持皮肤和黏膜的健康；其次，它还可以维持正常视力，预防夜盲症、干眼症等；此外，它还能帮助机体组织生长发育和复原。而维生素 D 主要的作用是促进钙质的吸收，让骨骼钙化，保证骨骼和牙齿正常发育以及维持正常代谢。

准妈妈孕晚期每天摄入不少于 1200 毫克的钙，这样可以防止出现水肿、抽筋、失眠、多梦、产后骨质疏松等一系例健康问题，也可以防止胎儿因缺乏钙元素而产生营养不良、发育不好的现象。

如何恰当摄入鱼肝油和钙片

了解了鱼肝油和钙元素的重要性及功效，接下来要做的就是要恰当地补充鱼肝油和钙片了。

整个孕期都需要充足的钙，孕晚期钙的需要量增加更是明显。否则准妈妈们就会出现腿抽筋、腰坠痛的现象。正常情况下准妈妈首先应以食物为基础，尽量从膳食中获取钙，多选择富含钙的食品如奶和奶制品、豆类、豆腐、绿色蔬菜、各种瓜子、虾皮、海带、紫菜、芝麻酱等。当然，除了从膳食摄取丰富钙质外，钙补充剂也是一个补钙的重要渠道。补钙不难，难在吸收，在钙补充剂当中碳酸钙的吸收率最高为 39％，乳酸钙为 32％，醋酸钙为 32％，柠檬酸钙为 30％，葡萄糖酸钙为 27％，而且碳酸钙是国内外最早进行临床研究并证实具有良好效果的钙剂，所以钙补充剂首选碳酸钙。

过量鱼肝油和钙片的坏处

任何营养物质的补充都有一定量的要求，鱼肝油和钙元素也是如此。适量的鱼肝油和钙元素对准妈妈是很有帮助的，而过量的食用就会有坏处了。

长期大量食用鱼肝油和钙质食品，对于准妈妈是有害的，会引起食欲减退、皮肤发痒、毛发脱落、感觉过敏、眼球突出，血中凝血酶原不足及维生素 C 代谢障碍等；同时血中钙浓度过高，会出现肌肉软弱无力、呕吐和心律失常等。而对于胎宝宝也是有危害的。有的胎儿生下时已萌出牙齿，一个可能是由于胎儿早熟的缘故，另一个可能是由于准妈妈在妊娠期间，大量服用维生素 A 和钙制剂或含钙质的食品，使胎儿的牙滤泡在宫内过早钙化而萌出。

为使胎儿健康成长，准妈妈需要谨慎服用鱼肝油，如果一定要服用，请在医生嘱咐下服用。此外，孕妈应该避免过量食用动物肝脏这种富含维生素 A 的食物，这样也等同于过量食用维生素 A。

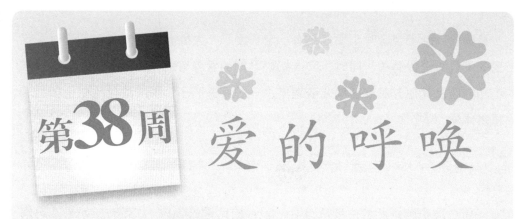

第38周 爱的呼唤

爱的指南针

准妈妈指南：怀孕进入第38周，准妈妈已经进入了临盆待产的关键时刻，准妈妈仍然会比上周增加约500克体重。准妈妈这阶段还会经历假阵痛，这就需要准妈妈了解产前的相关知识，知道如何分辨真假分娩信号，随时注意胎宝宝传达的要出生的信号，以便分娩信号来临时准妈妈会正确的对待和处理；准妈妈这段时间做梦也频繁了；随着分娩日子越来越近，准妈妈心里肯定很矛盾，但准妈妈你需要的不是担心而是应该练习辅助分娩动作、吃好喝好、充分休息、心情放松，然后精力充沛地迎接这个小宝贝的到来。

准爸爸指南：战争到了最后的阶段了，胜利在望了，再坚持一下下就可以见到自己期盼已久的小宝贝了，准爸爸一定会很激动。但是，你还需要保持冷静，一步步都安排妥当，首先陪准妈妈做最后一次产检；其次是再次确认分娩时的联系方式和交通工具；最后给准妈妈最后的鼓励，放松准妈妈的紧张情绪，为准妈妈的分娩与宝宝的顺利出生做好你能想到的最完备的准备。

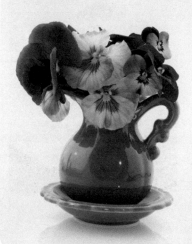

胎宝宝指南：第38周，胎宝宝身长变化不大，但是体重却约达3200克。胎宝宝已经具备了在母体外独立生存的能力，他随时都会健康出生；宝宝的头现在已经完全入盆，周围有骨盆的骨架在保护，因此他很大胆地时不时地在盆内摇

头晃脑的；胎宝宝这时头发已经有一定长度了，大概有2厘米左右，这时候宝宝的发质与遗传有关，同时也和准妈妈孕期的营养有关；胎宝宝身上脱落的绒毛和胎脂及其他分泌物被胎儿随着羊水一起吞进肚子，形成黑色胎便，出生后排出体外。

饮杯豆浆乐开怀

蛋白质是脑细胞的主要成分之一，占脑比重的30%～35%。如果准妈妈蛋白质摄入不足，不仅使胎儿脑发育发生障碍，还会影响到乳汁蛋白质含量及氨基酸组成，导致乳汁减少。而大豆中富含优质蛋白质（含量高达40%），是植物中唯一类似于动物蛋白质的完全蛋白质，并且大豆蛋白不含胆固醇，可降低人体血清中的胆固醇，这一点又优于动物蛋白。大豆蛋白中人体必需的八种氨基酸配比均衡，非常适合人体的需要。人体对大豆蛋白的吸收多少与食用方式有关，其中，干炒大豆的蛋白消化率不超过50%，煮大豆也仅为65%，而制成豆浆蛋白消化率则高达95%左右。因此，喝豆浆不失为摄取优质蛋白的一个有效方法。

自制豆浆的注意事项

许多家庭喜欢自己在家做豆浆，这避免了外面购买豆浆的不卫生及制作不科学等问题，但是自制豆浆时也需要注意许多的问题。

1. 豆子要提前泡，这样有两点好处：一是口感，蛋白质吸水后会更均匀，口感细腻；二是豆子中的单宁、植酸等抗营养物质会阻碍矿物质的吸收，浸泡能使这些抗营养物质溶出。所以，打豆浆前应该把豆子泡软再打。

2. 按照膳食指南的要求，每人每天应该摄入30克～50克豆类，除去每日吃的豆腐量，

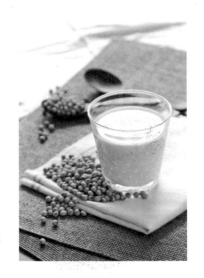

打豆浆的豆子每个人用 10 克 ~ 20 克即可，如果用 20 克豆子一般要用 400 毫升水。

3. 根据季节不同，泡豆子时间也有别。夏季 6 ~ 9 小时，春秋季 8 ~ 12 小时，冬季 11 ~ 16 小时。

4. 泡豆子的水温以室温即可，更有利于豆子的软化。

喝豆浆的注意事项

喝豆浆也是有讲究的，下面是一些喝豆浆时需要注意的问题。

1. 避免喝未煮熟的豆浆。没有熟的豆浆对人体是有害的，因为豆浆中含有两种有毒物质，会导致蛋白质代谢障碍，并对胃肠道产生刺激，引起中毒症状。预防豆浆中毒的办法就是将豆浆在 100℃ 的高温下煮沸，然后可安心饮用了。如果饮用豆浆后出现头痛、呼吸受阻等症状，应立即就医，绝不能延误时机，以防危及生命。

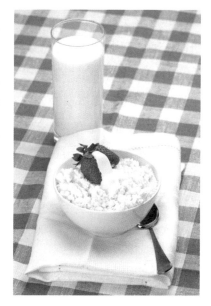

2. 避免空腹饮豆浆。豆浆里的蛋白质大都会在人体内转化为热量而被消耗掉，不能充分起到补益作用。饮豆浆的同时吃些面包、糕点、馒头等淀粉类食品，可使豆浆中蛋白质等在淀粉的作用下，与胃液较充分地发生酶解，使营养物质被充分吸收。

3. 不要在豆浆里打鸡蛋。很多人喜欢在豆浆中打鸡蛋，认为这样更有营养，但这种方法是不科学的，因为鸡蛋中的黏液性蛋白易和豆浆中的胰蛋白酶结合，产生一种不能被人体吸收的物质，大大降低了人体对营养的吸收。

避免吃引起水肿的食物

为什么会产生水肿现象

在怀孕后期，准妈妈比较容易出现水肿的现象，水肿的原因有多种。

1.准妈妈进入孕晚期后，每天要特别注意一下自己的脚和腿，看看有没有水肿的发生，在这个阶段医师也要陆续为准妈妈检查是否有水肿现象。因为准妈妈的子宫，此时已大到一定程度，有可能会压迫下腔静脉致静脉回流受阻，所以，静脉回流不好的准妈妈，此阶段较易出现下肢水肿现象。随着怀孕周数的增加，准妈妈的水肿现象会日益明显。除此之外，内分泌功能发生变化，雌激素、醛固酮分泌增多，体内水、钠潴留较多，也是引起水肿的原因之一。

2.孕期血液稀释，血容量增加，但红细胞增加的幅度不如血浆增加幅度大，血液相对变稀，血浆蛋白却没有增加，血浆胶体渗透压降低，水分移向组织间隙也会造成水肿。

那么如何检测是否水肿呢？可将大拇指压在小腿胫骨处，当压下后，皮肤会明显地凹下去，即表示有水肿现象。

如何避免吃引起水肿的食物

许多食物可能会引起水肿，准妈妈应该合理饮食，尽量避免进食会引起水肿的食物。

1.尽量少吃或不吃难消化和易胀气的食物。如油炸的糯米糕、白薯、洋葱、土豆等，以免引起腹胀，使血液回流不畅，加重水肿。

2.尽量避免高盐饮食，吃些稍微清淡的食物。

出现水肿现象怎么办

多数水肿现象都是轻微的，这时准妈妈可以通过以下方法缓解和消除水肿现象。如果水肿现象比较严重的话，就建议准妈妈去看医生了。

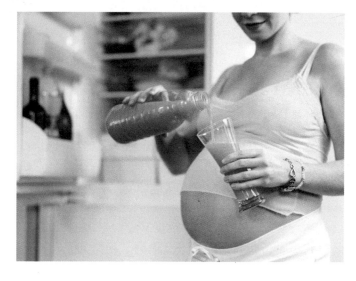

1. 控制水分的摄入。水肿较严重的准妈妈应适当控制水分的摄入。

2. 进食足量的蔬菜水果。蔬菜和水果中含有人体必需的多种维生素和微量元素，它们可以提高机体抵抗力，加强新陈代谢，还具有解毒利尿等作用。准妈妈每天不应忘记进食蔬菜和水果。

3. 摄取高蛋白、低盐饮食。准妈妈每天都应摄取优质的蛋白质，例如家禽、家畜、肉、鱼、海鲜、贝类、蛋类、奶类及奶制品、黄豆制品（如豆浆、豆腐、豆干、素鸡、豆包、干丝）等。这些食物以新鲜材料配合浓味的蔬菜，例如洋葱、西红柿、蒜头、茴香、芹菜、香菜、香菇、枸杞、红枣、黑枣、柠檬等来料理，可以减少盐的使用量。

4. 摄取具利尿作用的食物。被认为有利尿作用的食物包括洋葱、大蒜、南瓜、冬瓜、菠萝、葡萄、绿色豆子等。

5. 除了饮食可以改善水肿现象，还有一些其他的方法，如抬高双腿。临睡前（或午休时）抬高双腿 15 ~ 20 分钟，可以起到加速血液回流、减轻静脉内压的作用，不仅能缓解孕期水肿，还可以预防下肢静脉曲张等疾病的发生。

两个产程的饮食要提前准备

准备两个产程饮食的重要性

分娩过程中，产妇处于强体力劳动，整个产程一般需 10 多个小时，此时能量的需要大大增加，但是产妇常因精神因素和阵痛而拒绝进食。产程中产妇进食量少，营养不足，影响宫缩，使产程进展缓慢，甚至造成难产。还可能因体力消耗，可能出现酸中毒，造成胎儿宫内窘迫。因此在整个产程中，都应加强产妇的营养，这对正常分娩是有利的。

第一产程是宫颈扩张期，从规律性的宫缩开始到宫口开全为止。这一时期的时间最长，宫缩逐渐频繁且增强。初产妇第一产程一般需要 12 ~ 16 小时，体力和精力的消耗都相当大，因此应在第一产程时鼓励产妇尽量吃点东西。

在第二产程，产妇需要消耗更多的能量，并且在这一时期进食可加速产程进展，减少母婴并发症，因此产妇在第二产程必须要进食。

如何正确准备两个产程的饮食

在第一产程中，由于时间比较长，产妇睡眠、休息、饮食都会由于阵痛而受到影响，为了确保有足够的精力完成分娩，产妇应尽量进食。食物以半流质或软烂的食物为主，如鸡蛋挂面、蛋糕、面包、粥等。

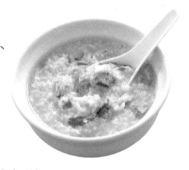

快进入第二产程时，由于子宫收缩频繁、疼痛加剧、消耗增加，此时产妇应尽量在宫缩间歇摄入一些果汁、藕粉、红糖水等流质食物，以补充体力，帮助胎儿的娩出。

在第一产程末期或第二产程，此时宫口已开大 7 厘米以上，宫缩频而且强。此阶段产妇消耗量大，在冬天时也会大汗淋漓。但此时产妇胃纳欠佳，因此要进些高热量饮食，如吃些巧克力来补充能量，因为它富含大量优质糖类，营养丰富，而且能够在短时间内被人体吸收，产生大量热量供人体消耗。还可以吃一些细软食物和流质食物，以淀粉类食品为主，可依据产妇的口味，食用面包、稀饭、蛋糕、面条等，也可喝糖开水，保证体力和精力。蛋白质、脂肪类食物在胃里停留时间长，在分娩时容易导致胃不适，甚至呕吐，所以不宜进食。

准备两个产程饮食的注意事项

1. 产妇在产程中消化功能减弱，消耗增加，加之宫缩的影响，食欲不振，故应少量多次进食。

2. 在两个产程中宜摄取易消化，高热量、少脂肪、有丰富碳水化合物及蛋白质的流食或半流质饮食，如稀饭、面条、牛奶、鸡蛋等以增强体力，并注意补充足够的水分，以免引起脱水。

总之，产程中的饮食有其特殊性，产妇要听从产科医生及护士的意见，在产程中摄入足够的热量，以充沛的精力和体力顺利分娩。

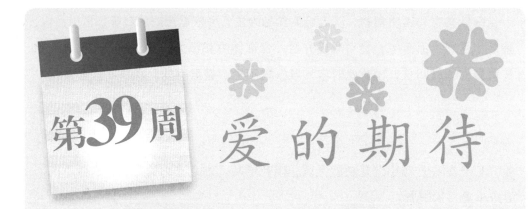

第39周 爱的期待

爱的指南针

准妈妈指南：进入怀孕第 39 周，你的子宫已经充满了骨盆和腹部大部分空间，准妈妈感到腹部大的有些撑不住了，子宫收缩时，还会感到肚子发硬，活动变得更加不便；思想上也有负担，害怕分娩疼痛、胎儿畸形、产道裂伤等，多数准妈妈还会产生再也不希望怀孕的想法，准妈妈基本每天都是在焦虑中度过。准妈妈们，这些大可不必，你要想想宝宝从体内出来的那一刻的美好感受，想想你们以后的美好日子，痛并快乐着，你就要正式晋升为妈妈了，这是不是很美好呢？

准爸爸指南：这时准爸爸要更加细心，好好检查一下还有什么事情没有安排好。准爸爸要按照准妈妈的要求再检查确认一下母子入院和出院所需的所有换洗衣服、卫生用品、哺乳用品等，看看有没有有遗漏，然后装好。在临产前你应该让准妈妈多吃富含蛋白质、糖类等能量较高的食品，还要注意食物口味清淡、易于消化。

胎宝宝指南：第 39 周，胎宝宝现在的体重应该已有 3200 克 ~ 3400 克。由于现在营养质量的提高，现在体重在 3500 克以上的新生儿也很常见，甚至 4000 克以上的巨大儿也增多了，一般情况下男孩平均体重比女孩重一些；胎宝宝现在所有器官都已发育成熟，宝宝出生后几小时他就可以真正建立起正常的呼吸模式了。

39 周的时候肚子里的胎宝宝正在努力的生长，各个器官逐渐发育完成，以争取跟爸爸妈妈见面。有的胎宝宝可能比较急，在本周就要出生了，有些可能还在依赖着妈妈的温暖，等到 40 周的时候才和心急如焚的妈妈们见面。各位准妈妈不用着急，养好身体，准备迎接宝宝吧！

坚持少食多餐

这段时间，准妈妈们可能会有不一样的感觉，胎儿就要临盆，胎儿头部慢慢进入子宫，子宫底下降，胃部空间增大，准妈妈们不再有被顶着胃部的感觉，胎动减少，准妈妈们食欲增加。可是，吃的时候，还是要讲究一定的原则。

少食多餐，是一种好的饮食习惯，做到这一点，准妈妈会更健康，更轻松。

少食多餐的好处

首先，减轻胃部负担。准妈妈们一次如果进食太多，会增加胃部消化困难从而加重胃肠负担。要知道，我们进食大多是混合食物，想要完全消化须 1 ~ 4 个小时左右，但在消化过程中，就已经产生了饥饿感，时间间隔过长，会使得准妈妈们一次性吃太多的食物，这些食物聚集在胃部，造成消化困难。

其次，避免血糖升高。很多食物里含有糖分，尤其是面食等，这些糖分经过消化吸收到血液里边，会导致人体糖分过高的危害。对于患有高血压、糖尿病的妈妈来说更是危险。

再次，利于营养吸收，保持体重。少食多餐，食物在胃部完全消化，营养在有效的时间内吸收到身体，不会排出体外。多餐可以减少饥饿感，因而不会暴饮暴食，食物热量转化为脂肪的比例减少，不会造成过多的脂肪储存，因而避免肥胖、体重增加从而导致身体其他不适的症状。

积蓄能量要吃巧克力

前面我们说过，准妈妈不宜吃巧克力，因为巧克力含有咖啡因，可能让胎儿发育受到影响、导致流产等。孕晚期可能会使宝宝大脑神经受到刺激产生兴奋，所以准妈妈不宜吃巧克力。那么现在，为什么可以吃呢？这是有原因的。

准妈妈已经知道，这个时候，宝宝就快出生了，宫缩慢慢变得有规律了，准妈妈就要面临分娩了。可能这段时间，准妈妈们的肚皮感觉绷得紧紧的，腹部隆起有些撑不住了，行动也不便了，准妈妈们会产生紧张、烦躁等情绪，这时候，准妈妈们就要为临产做准备了。

巧克力的作用

巧克力很受妇女和儿童的欢迎，但是由于热量较高，所以大多数有减肥意志的人望而却步。但巧克力确实是有它不可取代的好处。

1. 巧克力可以缓解情绪

巧克力里的咖啡因能使人产生兴奋，对于产前情绪易发生改变的准妈妈们来说，可以缓解压力，让准妈妈们的心情好起来，尤其是，吃巧克力本身就是一种享受，对于原本就爱吃巧克力的妈妈们，那就更美妙了，不是吗？

2. 巧克力是助产士

巧克力里边含有丰富的碳水化合物、蛋白质、脂肪、矿物质，易消化和吸收，产前吃巧克力可以助产。

3. 巧克力储备能量

巧克力提供能量，对于预产期将至的准妈妈们来说，适量吃点儿巧克力，还是有好处的。

4. 巧克力的其他好处

除了以上对准妈妈们很明显的好处外，还有一些好处准妈妈们也可以看看，那就是，适量吃巧克力不仅不增肥，还易于减肥；控制胆固醇含量，增强血管弹性；有抗氧化作用，防止衰老；增强免疫力。

所以说，适量的巧克力，会让准妈妈们很有收获的。

各类巧克力

巧克力历史久远，发展到现在，品种可谓是多种多样。为了准妈妈们选购方便，在此区分一下，这样准妈妈们就能依据不同的巧克力进行最合乎爱好的选择了。

1. 白巧克力

大概成分为奶油、糖分，不含有可可粉，因此颜色呈白色。此种巧克力仅有可可的香味，而且相对较甜，口感上和一般的巧克力不同。

2. 黑巧克力

习惯称呼为纯巧克力，硬度大，微有苦涩，因为牛奶成分少，通常糖类也较低，香味较浓厚。其中可可含量不低于 50%，呈现深咖啡色，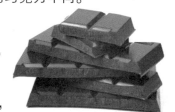

是比较纯正的巧克力，也是喜欢品尝"原味巧克力"人群的最爱。黑巧克力可以提高机体的抗氧化剂水平，从而有利于预防心血管疾病、低血糖的发生。

3. 牛奶巧克力

可可含量介于 35% ~ 45%，在黑巧克力的基础上加入了牛奶；牛奶巧克力组合物包含可可、乳品、食用碳水化合物和甜味剂，实质上不含蔗糖，并具有传统牛奶巧克力的滋味和口感。吃牛奶巧克力有助于增强脑功能，尤其是帮助大脑集中注意力，其中含有可可碱、苯乙基以及咖啡因等很多可以起到刺激作用的物质，这些物质可以增强大脑的活力，让人变得更机敏，注意力增强。

4. 蛋白巧克力

蛋白巧克力是以可可制品、植物蛋白等为原料，经混合、乳化等工序制成的，既具有可可营养价值又具有植物蛋白营养价值，热量低，蛋白质含量高，可为各类消费者带来更多的益处。

5. 其他巧克力

随着巧克力加工技术的发展，经济利益的推动作用，现巧克力在口感和形式上千变万化，如夹心巧克力、果仁巧克力等。

不要吃油腻难消化的食物

有没有过那种经验，就是吃完了一些食物，在胃里边就是不消化，感觉沉甸甸的，这个时候，心情也差到了极点。这些食物除了油腻的难消化的还有什么呢？

油腻食物的危害

油腻的食物胆固醇高，脂肪量高，食用太多会引起肥胖、导致高血压等。

油腻的食物有哪些

煎炸的食品如鸡翅、鸡腿、油饼、油条等；烹饪的油腻食物；含油量高的食物如猪肉；一些油腻的零食等都属于油腻食物。

减轻油腻，缓解不适

如果吃了油腻的食物，可以适量食用其他的食物缓解不适，如牛奶、葡萄及葡萄汁、含丰富矿物质的玉米、苹果、适量大蒜、熟韭菜和洋葱、冬瓜等。

难消化的食物

除了油腻食品，还有一些很难消化的食物。像本质很硬的黑巧克力、焦糖，没有烹饪好的食物如硬硬的土豆丝、半熟的玉米，干果类，糯米等。还有一些烹饪后会产生胃部胀气的食物如奶油土豆丝等。难消化的食物吃少了可能稍有不适，吃多了会更严重，致胃痛胃胀。

缓解消化困难

缓解消化困难的方法很多，最直接的就是药物，但是为了准妈妈和宝宝的安全，还是不用药物为好。此时最好别进食，饿一会儿，或者吃些酵母片。有严重消化不良的还可以改善饮食。

第40周　天使降临

爱的指南针

准妈妈指南：十月怀胎，一朝分娩，正式恭喜准妈妈，你马上就能见到你日夜期盼的宝宝了！大多数宝宝会在这周诞生，但准确在预产期出生的小宝宝只有 5%，提前或推迟两周都是正常的，所以不用担心。进入第 40 周，胎儿所处的羊水环境由清澈透明变得有些浑浊；胎盘的功能也逐渐退化，直到胎儿娩出即完成使命。也许这周，也许下周，你就会感觉到腹部像针扎似的痛，如果这种疼痛有规律且逐渐增强，那么就要恭喜你，你的小宝宝就要离开他待了十个月温暖的 "小房子" 了，你只需要吃好睡好，养足精神，保持平和的心态去迎接他的降临吧。

准爸爸指南：恭喜你，你马上要成为爸爸了，而不再是准爸爸，什么样的感觉呢？好好地告诉妻子，一定要勇敢、要镇定，告诉她你会一直陪在她的左右，你会给她勇气和帮助，直到宝宝顺利生产；此外，多看一些宝宝出生后应该如何照顾的书籍，多向自己的爸爸妈妈取取经，好好规划一下今后一家人的生活，亲爱的爸爸，你的新生活要开始了。

胎宝宝指南：第 40 周，胎宝宝已经是成熟儿，胎儿内脏和神经系统都已经健全，手脚肌肉已经相当发达，脑细胞的发育已基本定型，能够很好地离开母体独立生活了；刚生出来的宝宝，你可不要期望他有多漂亮，他可能会浑身覆盖着胎脂和血液，还可能肤色不匀，有胎记或湿疹，这些都是正常的；新生儿头部通常都是尖尖的，这是因为他的头部在分娩时受到挤压造成的，但是慢慢就会恢复过来，变得圆乎乎的。亲爱的宝宝，从今天起，你要开始一个崭新的生活了。

适合临产吃的食物

产妈妈在临产前，要为分娩储备力量，更应该补充食物。快要分娩了，为了能顺利产下宝宝，妈妈们应该吃一些适合产前吃的食物。

进食原则

1. 少食多餐，忌暴饮暴食，进食 4 ~ 5 次最佳，食物宜少而精。

2. 流质性、半流质性食物为主。

3. 多吃助产食品。

4. 以营养价值高、热量高、新鲜可口为原则。

5. 少吃生冷性寒食物。

适宜食物

1. 流质性、半流质性食物

面条、米粥、肉粥、面汤、营养粥等。喝粥容易消化，利于肠胃，这样可以减少胃部负担，对于临产前很辛苦的准妈妈们来说，起到了帮助的作用。可以补充体力，增强食欲，还可以防止便秘，补充水分，减少喉咙干涩。临产前的准妈妈们比较紧张，可能食欲不佳，消化也受到影响，尤其是饮食不当引起便秘，对产妇来说是很辛苦的。流质性和半流质性食物减少了这种顾虑。

2. 助产食物

临产阶段，可以使用一些有助产作用的食物，加快分娩产程，尤其是产道比较紧、比较滞涩的初产妇。下面的食物有助产作用：

马齿苋：马齿苋含有蛋白质、脂肪、多种维生素、矿物质等营养成分。马齿苋有正反两种作用，产妇吃有滑胎的作用。适量马齿苋对产妈妈来说是好的，但性寒，不宜多吃。

冬葵叶：冬葵叶有助产的作用。

苋菜：它含有丰富的铁、钙和维生素K，具有促进凝血，增加血红蛋白含量并提高携氧能力，促进造血等功能，还可以防止便秘。

慈姑：据介绍，慈姑能行血通淋，能治产后血闷、加快胎衣脱离母体。

3.营养价值高的食品

营养价值高，可以补充体力，维持产前身体消耗的需要，这些食品有鸡蛋、牛奶、熟烂的瘦肉、鱼虾等。像巧克力热量高，是属于小而精的食物，其他高热量食物也能吃，如蛋糕等。此外，由于妈妈们产程中体液大量消耗，建议妈妈们可以吃些水果，如苹果、桔子、西瓜这些水分含量高的水果。红糖水、蜂蜜水也可以。

剖宫产前四不宜

选择剖宫产的妈妈，需要注意些什么呢？以下的四项不宜要记好了。

剖宫产术前不宜进补人参

大家都知道人参是一种老少皆宜的名贵药材，但在剖宫产时，却不宜食用。人参有显著的强心、兴奋作用，能提高机体活动能力，减少疲劳。剖宫产时麻醉，而人参却起了反作用。食用人参还会使得伤口愈合时间延长、易出血等。产后也不宜食用。

剖宫产术后不宜过多进食

剖宫产时，由于麻醉，正常的消化和蠕动功能减弱，待肠管排气后进食流质、半流质、软食、普食，循序渐进。

剖宫产不宜食产气多的食物

有些食物膨积在体内，会产生腹胀、胀气。如产气多的黄豆、黑豆及其他豆制品、土豆、红薯等，这些食物食后易在腹内积气。剖宫产后不宜进食此类食物。

剖宫产术后不宜多吃不利于伤口愈合的食品

剖宫产后不宜吃辛辣食物，像葱和蒜、腐乳等。

当然，剖宫产的妈妈还可以吃一些能促进伤口愈合的食物，如乳鸽、蜂蜜、猪蹄、鲈鱼、虹鳟鱼、西红柿、海带等。这些食物营养丰富，对于伤口愈合有独特的作用。当然，这些食物做法多样，就看怎么做了。

宫缩间隙也要吃好

宫缩是临产的症状，当然，这指的是有规律的宫缩，随着时间推移，宫缩不仅越来越强烈，而且时间间隔缩短，持续时间延长，这时候，产妈妈们被宫缩影响而食欲不佳，心情郁闷。因此，宝宝还不知道什么时候才出来，而产妈妈们早就被折磨的筋疲力尽。因此，产妈妈就要利用宫缩间隙进食补充体力了。

第一产程刚开始，由于宫缩比较慢一些，间隔时间也长，这时候可以正常饮食，吃一些之前说过的食物，巧克力、蛋糕、半流质食物、易消化食物等。但随着产程推移，宫缩较强，感觉到有强烈的疼痛感时，就不要进食，在宫缩过后，少量吃一点儿食物。

到了第二产程，如果产程特别长，体力不支，建议食用一些食物，补充水分，吃一点点就好。

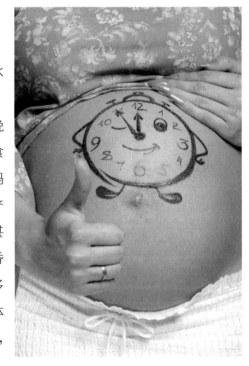

生孩子可是体力活儿，为了给分娩提供能量，准妈妈们需注意，如果进食不好，缺少体力，一些产程长的准妈妈可能会体力不支，致子宫收缩无力而产程延长，新生儿可能宫内窘迫、窒息甚至死亡。准妈妈们可能会体力不支而昏厥、产后大出血。所以，不管宫缩有多强烈，要做个聪明的妈妈，及时补充体力。利用宫缩的间歇期，适宜补充能量，及时而又顺利地生下小宝宝。